大展好書　好書大展

品嘗好書　冠群可期

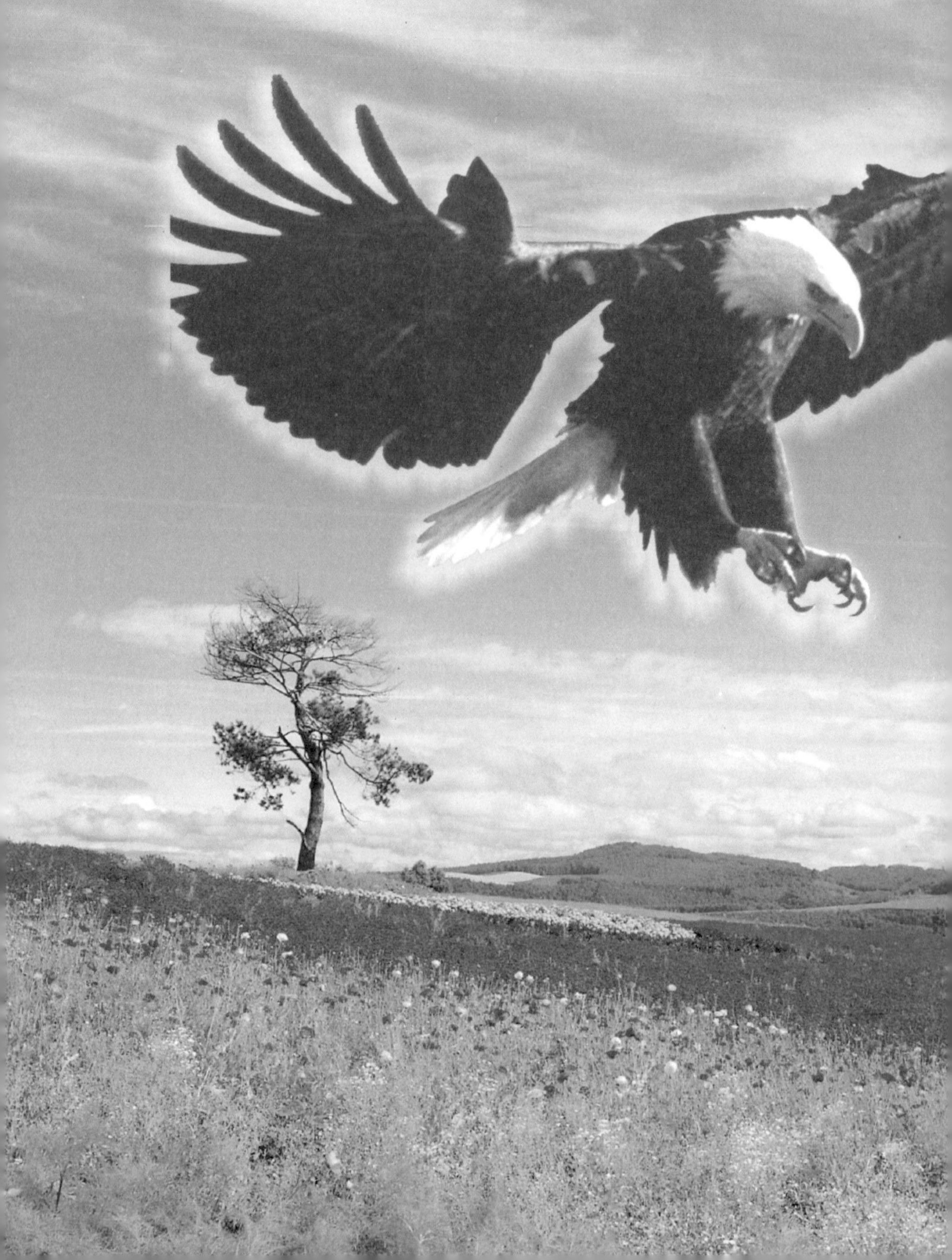

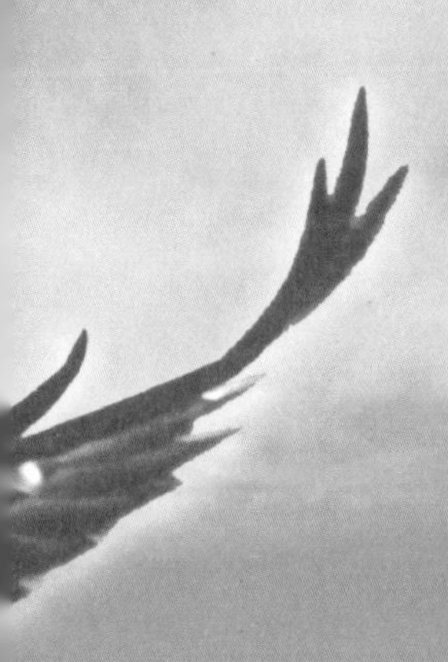

導引養生功 5

舒心平血功

附教學光碟

張廣德◎著

大展出版社有限公司

國家圖書館出版品預行編目資料

舒心平血功／張廣德　著
－初版－台北市：大展，2005【民94】
面；21公分－（導引養生功；5）
ISBN 957-468-396-6 （平裝：附影音光碟）
1.氣功
411.12　　94010614

北京體育大學出版社·北京體育大學音像出版社
授權中文繁體字版

舒心平血功

ISBN 957-468-396-6
著　　者／張廣德
發 行 人／蔡森明
出 版 者／大展出版社有限公司
社　　址／台北市北投區（石牌）致遠一路 2 段 12 巷 1 號
電　　話／(02) 28236031·28236033·28233123
傳　　真／(02) 28272069
郵政劃撥／01669551
網　　址／www.dah-jaan.com.tw
E-MAIL／service@dah-jaan.com.tw
登 記 證／局版台業字第 2171 號
承 印 者／弼聖彩色印刷有限公司
裝　　訂／建鑫印刷裝訂有限公司
排 版 者／ERIC視覺藝術
初版 1 刷／2005 年（民 94 年）8 月
定價 350 元

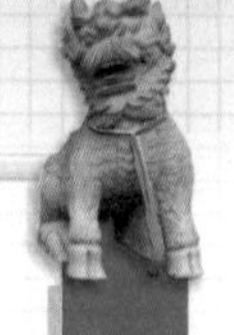

出版說明

導引養生功是透過意識的運用、呼吸的控制和形體的調整，使身心健康優化的自我經絡鍛鍊方法。它是以人體各系統發病的病因、病理為依據，以中國醫學的整體觀念、陰陽五行、臟腑經絡、氣血理論和現代醫學有關理論為指導，把導引和養生、肢體鍛鍊和精神修養融為一體的經絡導引術，是人們通往身心健康、延年益壽的一門綜合性新學科。

導引養生功的關鍵技術是辯證施治，其創新點是對症練功，概括起來，具有五個大特點，即「五性」和「五結合」：① 功醫結合，對症施功，功到病除，具有針對性；② 中西的結合，醫理科學，辯證論治，具有哲理性；③ 練養結合，尤重養生，修身養性，具有全面性；④ 動靜結合，三調一體，形神共養，具有整體性；⑤神藝結合，動作優美，語言形象，音樂高雅，具有藝術性。被譽為武術運動的一個新發展，武術的金項鏈。

30 年來的推廣實踐和臨床應用均證明，人們無病時可用於預防，有病時可用於治療，病後又可用於康復。其術之簡易，其用之宏大，得到專家、學者的充分肯定和中國政府的正式承認，於 1992 年榮獲國家體育科學技術進步獎。

目前，《導引養生功》已經被翻譯為英、日、韓、意、德、法等六國文字出版，受到了國內外廣大朋友們的熱烈歡迎。

由於購買者頗多，為了滿足廣大導引養生功愛好者的需求，我社決定對張廣德先生所創《導引養生功》功法分卷修訂，與完整的教學光碟配套，重新出版。該書圖文並茂，彩色製版，圖像清晰，易學易練，很便於大家學習。

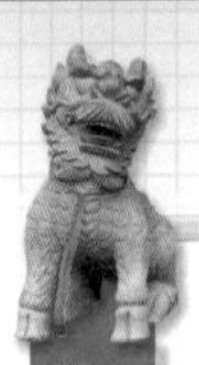

作者簡介

張廣德，男，字飛宇，號鶴齡燕人，1932 年 3 月生，河北省唐山人，教授，中華武林百傑，中國武術八段。

第一代武術研究生，曾任北京體育大學導引養生學研究室主任，中國高等教育學會導引養生學專業委員會會長，現任北京體育大學導引養生中心名譽主任。

1959 ～1963 年，先後畢業於北京體育學院（現北京體育大學）本科和研究生部。畢業後留校任教及從事科研工作。

40 多年來，在武術教學中，張教授以「摸規律、抓特點」為治學之本，培養了一批著名的武術人才；在研創養生太極體系中，以易學的哲理及中國醫學中的經絡學說、陰陽五行學說和氣血理論為指導，取得強身健體、防治一些慢性疾病的顯著效果；在創編導引養生功體系中，以系統性、科學性、實效性、藝術性和廣泛適用性等「五性」為宗旨，以易、醫、功、藝、美、樂「六位一體」為核心，筆觸嚴謹，銳意創新，得到了專家承認。在傳授養生太極和導引養生功時，以真心、熱心、耐心「三心」為原則，受到了群衆的熱烈歡迎。目前，該功已推廣到五大洲，據不完全統計，以導引養生功為媒介，有 60 多個國家和地區與我校有著密切交往。

張教授所創編的導引養生功，1992 年榮獲國家體育科學技術進步獎；1993 年張教授榮獲國務院頒發的「為高等教育事業做出突出貢獻」榮譽證書，並享有專家特殊津貼待遇；1996 年導引養生功首批被列為國家全民健身計劃推廣項目；1999 年國家體育總局又授予他體育科技榮譽獎；2002 年史康成校長代表北京體育大學再次授予他「在導引養生功的創編和推廣工作中作出了重要貢獻」的獎牌和證書等。

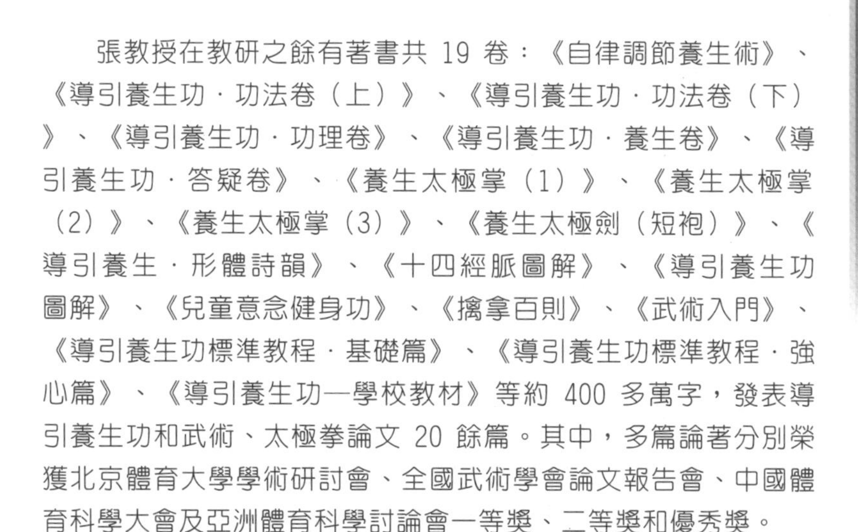

張教授在教研之餘有著書共 19 卷：《自律調節養生術》、《導引養生功・功法卷（上）》、《導引養生功・功法卷（下）》、《導引養生功・功理卷》、《導引養生功・養生卷》、《導引養生功・答疑卷》、《養生太極掌（1）》、《養生太極掌（2）》、《養生太極掌（3）》、《養生太極劍（短袍）》、《導引養生・形體詩韻》、《十四經脈圖解》、《導引養生功圖解》、《兒童意念健身功》、《擒拿百則》、《武術入門》、《導引養生功標準教程・基礎篇》、《導引養生功標準教程・強心篇》、《導引養生功—學校教材》等約 400 多萬字，發表導引養生功和武術、太極拳論文 20 餘篇。其中，多篇論著分別榮獲北京體育大學學術研討會、全國武術學會論文報告會、中國體育科學大會及亞洲體育科學討論會一等獎、二等獎和優秀獎。

張教授曾多次遠赴日本、法國、德國、澳大利亞、新加坡、荷蘭、比利時、奧地利、英國、葡萄牙、西班牙、義大利、美國等 10 多個國家講學，為弘揚中國養生文化，促進國際間友好往來和中西方文化交流做出了很大的貢獻。

張教授現在雖已退休，但他退而未休，除了繼續在國內外普及、傳播中國養生文化外，還精心撰寫著「養生太極體系」中的《養生太極劍（長袍）》、《養生太極操》、《養生太極扇》、《養生太極刀》和導引養生功標準教程「益肺篇」、「補脾篇」、「固腎篇」等養生專著。

「欲明人者先自明」，是張教授教書生涯中崇尚的名言；「不爭春榮，笑迎秋霜」是他的人生追求。

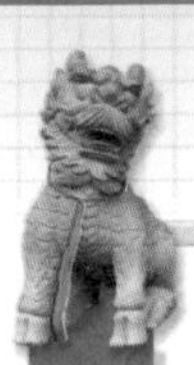

編者寄語

健康長壽是每個人的美好願望。千百年來，不少醫家、養生學家都在尋求延年益壽的方法，積累了豐富的經驗和理念，為中華民族的繁衍和發展壯大作出了重大貢獻。

隨著社會的進步，經濟、文化的發展，人們的生存條件日益改善，物質文明和生活水準有了顯著提升，使人類的壽命明顯延長，全世界（包括我國在內）面臨著人口老齡化的挑戰。目前，健康已成為現代人的第一需要。

什麼是健康呢？在過去很長的時間裏，人們一直認為「不生病就是健康」。然而，錯了！實際上健康並非無病，無病也不等於健康。世界衛生組織（ＷＨＯ）給健康下了這樣的定義：「健康不僅是不生病，而且是身體上、生理上和社會適應上的完好狀態。」這就告訴我們，健康不單純是指生理健康，還包括心理健康和對複雜社會的良好適應能力。

還有一組數據值得注意，經專家研究、統計發現，目前健康人群只佔 15%，疾病人群佔 15 %，有 70% 左右人群屬於第三狀態，即亞健康狀態（包括所有人群）。由於中老年人隨著年齡的增長，身體中的各種「零件」已逐漸老化了，抵抗力降低了，在 70% 的亞健康人群中，其比例佔了多數。這就給我們每個人、特別是中老年人，提出了新課題，即是在新的環境下如何保持健康、獲得長壽？

我們知道，所謂的亞健康狀態是健康與疾病兩者之間的過渡狀態，也可稱為「轉機期」。這個「轉機期」具有雙重性，一種是向穩定、積極、良好的方向轉化，稱為「生機」，使身體由弱變強、使病患者得以康復。一種是向異常、消極、不好的方面發展，稱為「殺機」，變身體機能越來越弱、疾病日趨嚴重，甚至危及生命。

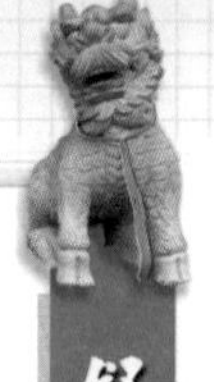

導引養生功體系的編創，考慮了「第三狀態」對人體健康發展、轉歸的雙重性，體現世界衛生組織關於健康新概念的精神；系統地貫徹了身心共同健康的原則，響應和遵循著 2000 年 8 月中共中央、國務院作出的《關於加強老齡工作的決定》精神，試圖為廣大群象提供一個身心共同健康的「舞臺」，為辛勤工作了大半輩的老年朋友奉獻一份愛心，同時，也使得筆者有機會和大家一起美化「夕陽」，共享晚年之樂，這是我多年來的心願。

期望導引養生功的愛好者、參與者們，身體力行，建立科學的生活方式，養成良好衛生習慣，努力培養「自我保健」意識，健康長壽，活過百歲，盡享天年，指日可待。正如南北朝時陶弘景所說：「我命在我不在天」（《養性延命錄》）。也正如三國時期曹操所言「盈縮之期，不但在天，養怡之福，可得永年」。

最後，衷心地祝願大家身心健康，學習成功！

張廣德

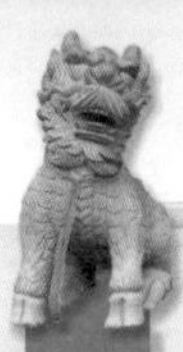

目錄

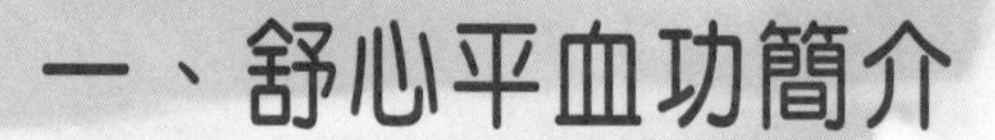

一、舒心平血功簡介

「舒心平血功」，顧名思義就是舒緩心臟、平調血液的功法。具體地說，「舒心平血功」是提高心血管系統機能和防治高血壓、低血壓、冠心病、心率過速、心率不齊、動脈硬化等心血管系統疾病的經絡導引動功。經過多年來實驗室研究、臨床應用和社會調查證明，效果顯著。

二、舒心平血功的特點

1. 意形結合　重點在意

練習「舒心平血功」，要求意念與姿勢緊密結合，當動作熟練後，應把重點轉移到意念上。練習「舒心平血功」除了「上工揉耳」意守被揉之穴位（如：心穴、交感穴、降壓溝等），「捶臂叩腿」意守捶叩穴位（命門、委中、承筋、承山、跗陽等）和「平步連環」兩手在背部上下摩運時意守命門，兩掌相疊在身前按摩時意守丹田外，其他五個姿勢都是意守勞宮穴。因為勞宮，屬手厥陰心包經脈之滎穴，既暴露於體外，容易取穴；又較靈敏，效果顯著。

意守的程度和方法要求做到：「不可用心守，不可無意求，用心著相，無意落空，綿綿若存，似守非守。」這

小知識	胃中乾而欲飲，飲必喜冷而能多；膀胱蓄水而欲飲，飲必吐水而不多。——《重訂通俗傷寒論》

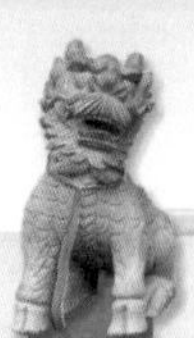

也是「導引養生功」全套功法的意守特點，練習者要特別注意。

2. 動息結合　著重於息

「動」是指動作，「息」是指呼吸。一吸一呼為一「息」。練習「舒心平血功」強調動作與深長的腹式呼吸緊密配合。配合的原則是：起吸落呼、開吸合呼、先吸後呼、鼻吸口呼（或鼻吸鼻呼），吸氣時舌抵上腭，呼氣時舌抵下腭，口中產生的唾液，應隨時咽下。唐代著名醫學家孫思邈在《千金要方》中說：「人當朝朝服食玉泉……玉泉者，口中唾也。」明代龔居中也說：「津既咽下，在心化血，在肝明目，在脾養神，在肺助氣，在腎生精，自然百骸調暢，諸病不生。」

「著重於息」，主要是加長柔緩的呼氣，練習「舒心平血功」時，要求呼氣比吸氣稍長且柔。因為對動物實驗和臨床觀察證明，當呼氣中樞興奮增強時，可擴散到副交感神經，而副交感神經興奮增強，能使周圍小動脈舒張，解除痙攣，故有助於降低血壓。

3. 循經取動　強調臂旋

練習「舒心平血功」時，兩臂沿縱軸內旋、外旋和兩腕、兩肘沿橫軸旋轉纏繞的幅度宜大，做到逢動必旋、逢作必繞，使身體遠端的小肌肉群、小關節充分活動開，解除身體遠端小動脈痙攣，從而暢通經絡，消積化瘀，理氣和血，溫煦肌膚，內安五臟。

小知識	口中乾而消渴者，總屬肝胃熱病；口中和而不消渴者，多屬脾腎寒證。　　——《重訂通俗傷寒論》

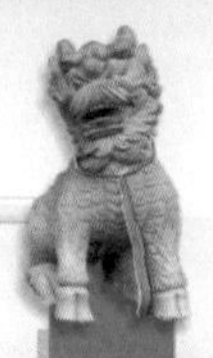

4.循經取穴　以指代針

主要是循手少陰心經脈，手厥陰心包經脈，足厥陰肝經脈，足太陽膀胱經脈和任督兩脈選取穴位進行自我摩運和點按。如：「白猿獻果」、「枯樹盤根」的手摳勞宮穴，「平步連環」中的按摩璇璣、華蓋、玉堂、膻中、鳩尾等胸前部穴位和白環俞、膀胱俞、小腸俞、大腸俞、腎俞等骶腰部穴位，均屬循經取穴，以指代針。這是根據中醫針灸學「經絡所過，主治所及，臟腑所屬，主治所為」的治病選穴原則安排的。

另外，本著簡單易行，便於操作，療效顯著，無副作用的要求，在「舒心平血功」中還根據耳針療法的特點安排了「上工揉耳」一式，也是「以指代針」的典型動作。

5.鬆緊結合　鬆貫始末

練習「舒心平血功」，要求高級神經系統和四肢百骸高度放鬆，思想上排除一切雜念，做到飄然輕爽；肢體上毫不緊張，做到舒適自然。但在完成以指代針的動作時（如：手摳勞宮、摩面揉耳、捶臂叩腿等），需有短暫用力的過程，即所謂「緊」。但就「舒心平血功」的總體來說，一定要做到鬆緊結合，鬆貫始末，鬆是根本，緊是一瞬，鬆而不懈，緊而不僵。只有這樣，方能使有關的經脈疏通，氣血周流，從而提高心功能，防治

小知識	氣主於肺而化於精；神主於心而化於氣；肌肉主於脾而土生於火，諸血藏於肝而化於脾胃；精髓主於腎而化生於五臟。此其不可分者也。 ——《景岳全書》

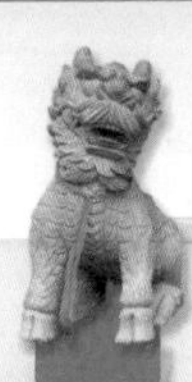

心血管系統疾病。

6. 運動周身　緩寓其中

練習「舒心平血功」時，從頭到腳，從裏到外，四肢百骸，五臟六腑，筋脈肉皮骨等身體各部均能得到鍛鍊，佔體重一半以上的骨骼肌在柔緩輕盈的狀態下，進行著較長時間的、有規律的收縮和舒張，可對凝血產生良好的影響，減少冠狀動脈血栓的形成。

三　舒心平血功功法

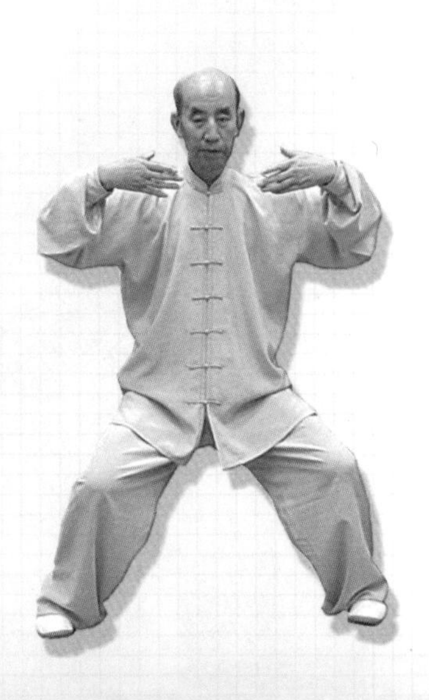

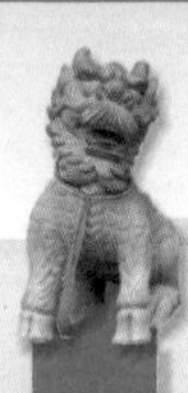

功前準備：

併步站立，周身放鬆，氣定神斂，思想集中，怡然自得，準備練功。

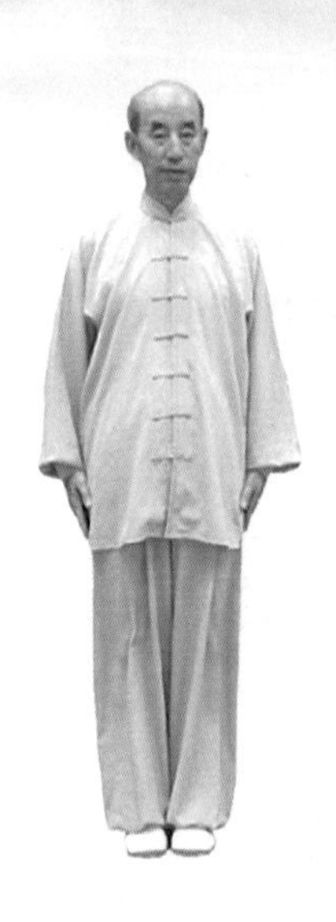

默念練功口訣：

夜闌人靜萬慮拋，意守丹田封七竅。
呼吸徐緩搭鵲橋，身輕如燕飄雲霄。

小知識

《內經》曰：「東方生風」。何謂東方生風？東方，是春季的代名詞；生，有生發和資生之意；風，指天地之陽氣。陽氣生於春，故曰「東方生風」。

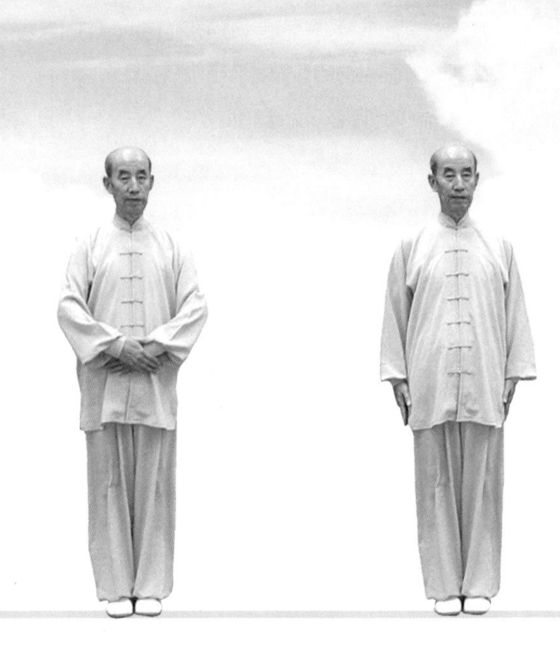

要點提示：

1. 兩手疊於丹田，男、女均左手在裹。

2. 默念完畢，將兩手垂於體側；眼平視前方。

小知識

《生氣通天論》曰：「服天氣而通神明」。何也？服，從也，順也。神明，指陰陽的變化。服天氣而通神明，即順應天氣，使人氣與天氣的陰陽變化統一起來。

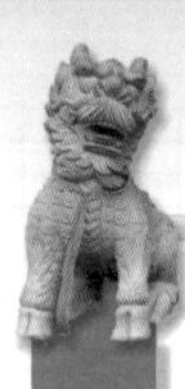

第一式　聞雞起舞

1. 隨著吸氣，提肛調襠；兩腿伸直，百會上頂帶動身軀和腳跟慢慢提起；同時，兩臂外旋伸直，兩掌如捧物狀慢慢捧至胸前，小指稍上頂，高與肩平，寬與肩同，掌心朝上；眼平視前方。

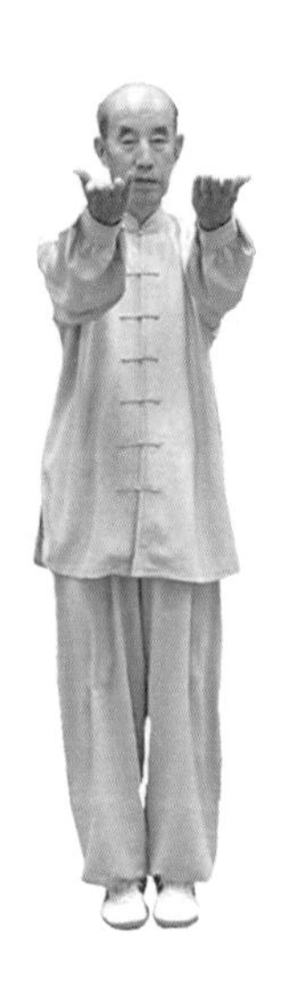

名稱內涵　聞雞起舞

「聞雞起舞」一詞出自《晉書·祖逖傳》。祖逖自幼胸懷大志，在晉武帝時，與好友劉琨同為司州主簿，二人情同手足，共被同寢。每當談論到天下大勢，總是慷慨激昂，義憤滿懷。夜半時分，他們聽到雞叫，就披衣起床，拔劍起舞，磨礪意志，鍛鍊身體。後以「聞雞起舞」比喻有志之士及時發憤。

「聞雞起舞」，不僅是舒心平血功的第一式，也是整個導引養生功的第一式，其目的是鼓勵練功者奮發圖強，堅持始終，發揚導引養生功不藥而醫的特點，達到健康長壽的目的。

2. 隨著呼氣，鬆腹鬆肛；腳跟落地，兩腿慢慢下蹲並靠緊；同時，兩臂內旋掌心向下，當下移10公分時輕握拳如拉物狀弧形拉至腿側，中衝穴點摳勞宮穴（中衝、勞宮均屬於手厥陰心包經穴位，中衝在中指端；勞宮在掌中央第二、三掌骨之間，當捲指握拳時，中指尖所點處），兩臂成弧形，稍翹腕，拳心朝下，拳眼朝內，離腿約10公分；眼平視前方。

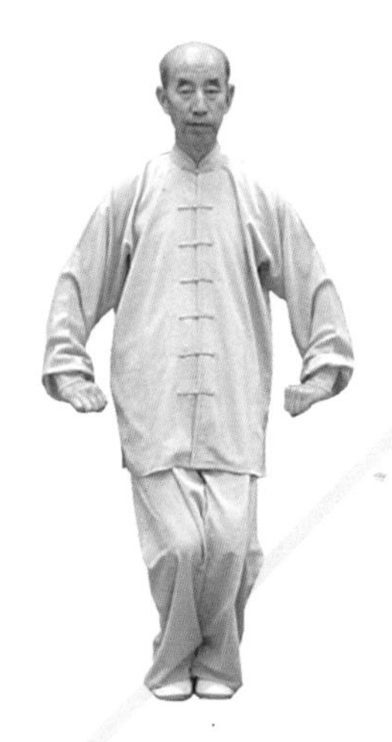

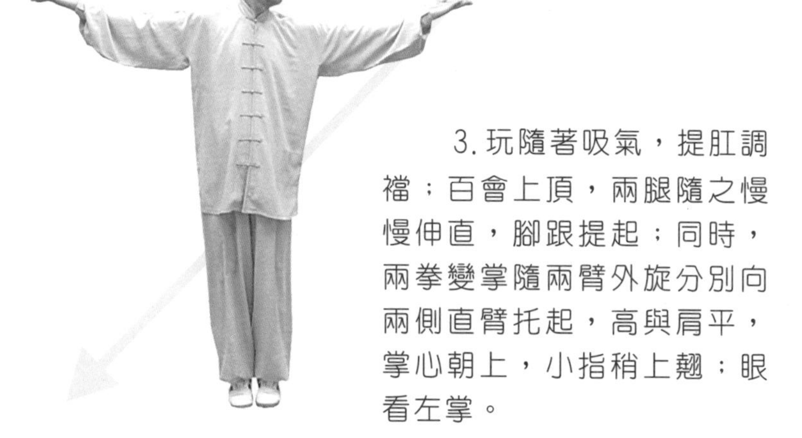

3. 玩隨著吸氣，提肛調襠；百會上頂，兩腿隨之慢慢伸直，腳跟提起；同時，兩拳變掌隨兩臂外旋分別向兩側直臂托起，高與肩平，掌心朝上，小指稍上翹；眼看左掌。

小知識	治風寒之實喘，宜以溫散；治火熱之實喘，宜以寒涼。 ——《景岳全書》

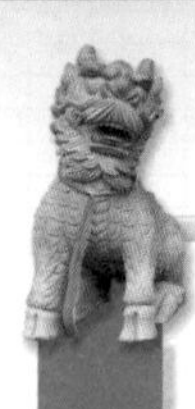

4. 隨著呼氣，鬆腹鬆肛；腳跟落地，兩腿慢慢下蹲；同時，兩臂內旋，掌心朝下，當下移約10公分時，兩掌輕握拳如拉物狀從兩側下拉至腿側，中衝穴點摳勞宮穴，兩臂成弧形，稍翹腕，拳心朝下，手腕內側離腿10公分，拳眼朝前；眼平視前方。

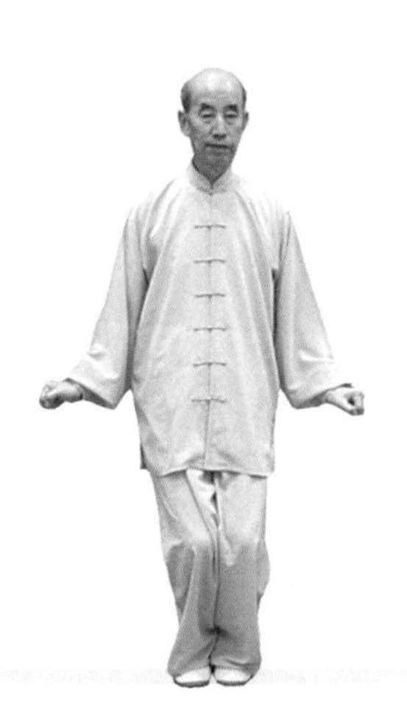

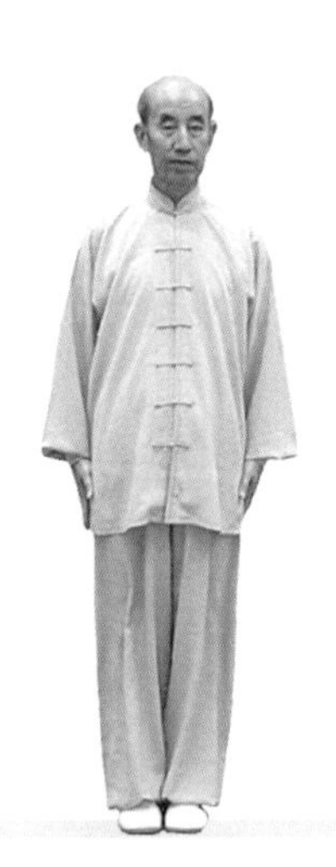

練功次數：

共做兩個8拍。第二個8拍的第8拍還原成併步站立勢，兩掌垂於體側；眼平視前方。

小知識	人體十二節是指什麼？節是關節。上肢腕、肘、肩；下肢踝、膝、股，左右共十二節。

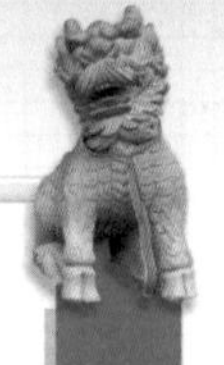

要點提示：

1. 起身時，百會上頂帶動整個身軀和腳跟拔起，舒胸沈肩，身體中正，腳跟儘量提起；下蹲時腳跟先落地，帶動雙膝慢慢彎曲，臀部下沉，起到通天貫地、天人合一的作用；鬆腰斂臀，兩膝相靠；下蹲程度因人而異，不要強求一致。

2. 兩手成拉物狀下拉時，其用力順序是：起於根（肩），順於中（肘），達於梢（手）。當拉到胯旁時緊握拳，中衝稍用力點摳勞宮穴，點摳後立即慢慢鬆開。

3. 精神集中，意守勞宮。

小知識	補腎納氣，水不泛而痰自化；培土運濕，濕不停而痰可降。 ——《柳選四家醫案》

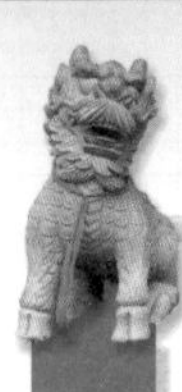

第二式　白猿獻果

1. 隨著吸氣，提肛調襠；身體約左轉 45 度；同時，兩臂內旋使掌心向外，兩掌隨轉體向左前方弧形擺起，臂自然伸直，高與肩平，兩掌之間距離略窄於肩；眼兼視兩掌。

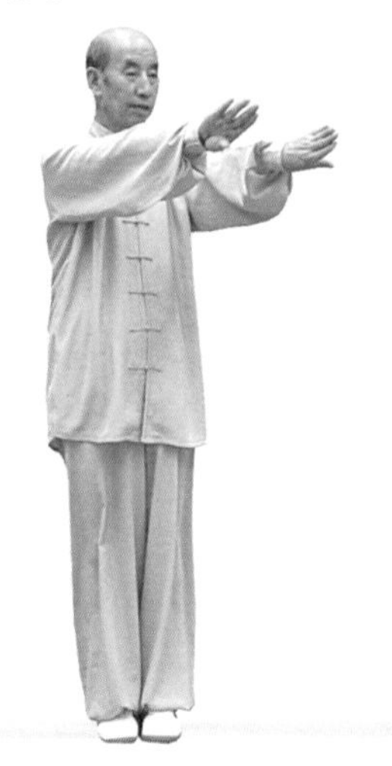

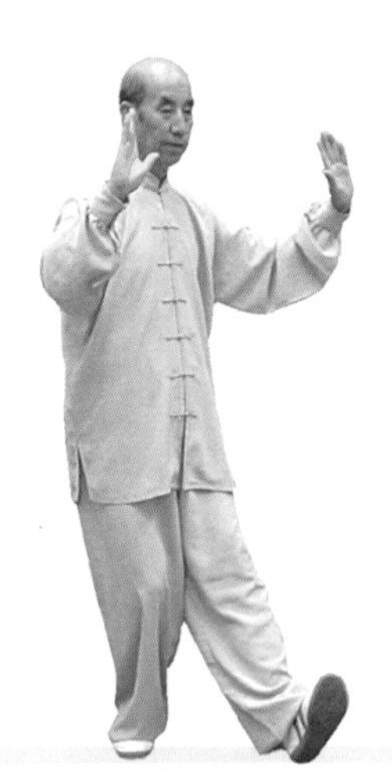

動作不停，重心移至右腳，右腿屈膝下蹲，左腳向左前方 45 度上一步，腳跟著地成左虛步；同時，兩臂稍外旋屈肘使兩掌分別收於肩之前側方，掌指朝上；眼平視左前方。

名稱內涵 白猿獻果	猿，哺乳動物，身體特徵與人類最相近，例如：有複雜的腦、相似的盲腸蚓突、廣闊的胸廓、扁平的胸骨等，與猴的主要區別是，沒有尾巴、臀疣（除長臂猿外）和頰囊等。猿是人類遠祖（古猿）進化過程中的一個分支，故古人曾將猿奉為神。 舒心平血功中的「白猿獻果」，是將猿喻仙，以仙喻人，手捧仙桃，祝人長壽。

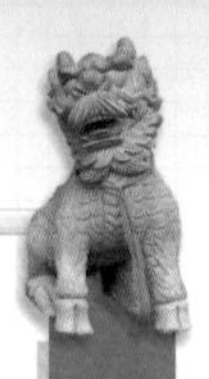

2. 隨著呼氣，鬆腹鬆肛；重心前移，左腿逐漸伸直，右腿屈膝提起，右腳尖自然下垂成獨立勢；同時，兩掌分別向左右前下方按掌，繼而向前上方捧托獻送，兩臂沈肘略屈，兩掌指高與眼平，掌距略窄於肩，掌心向上，小指略上頂呈捧物獻禮狀；眼兼視兩掌。也可不成獨立勢。其做法是：左腿彎屈，右腳上步，腳尖點地成右虛步。

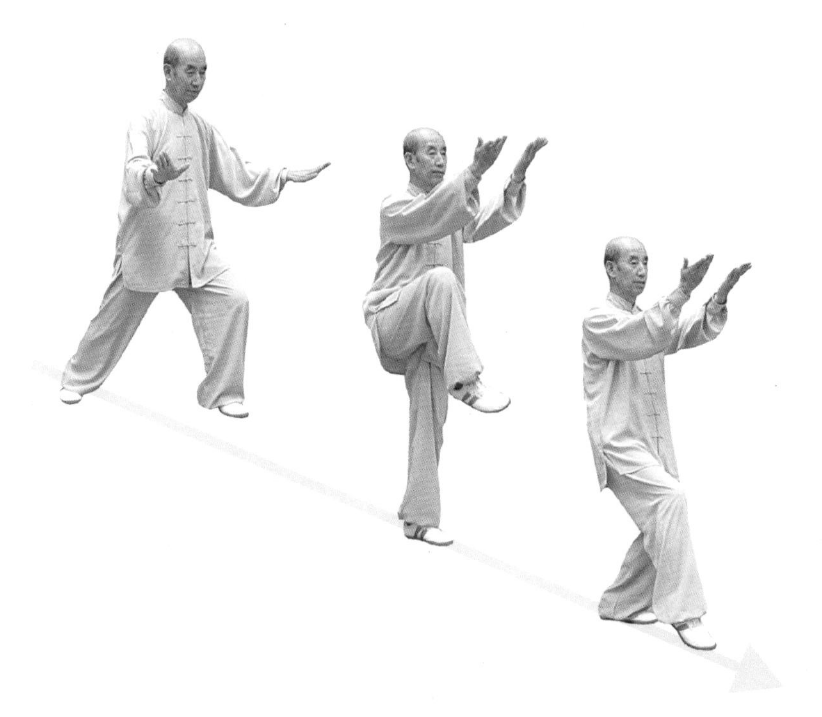

小知識

何謂天干地支？

天干，是指甲、乙、丙、丁、戊、己、庚、辛、壬、癸。

地支，是指子、丑、寅、卯、辰、巳、午、未、申、酉、戌、亥。

3. 隨著吸氣，提肛調襠；重心下沉，左腿稍屈，右腳向右後方落步，繼而重心移至右腳，右腿屈膝，左腿伸直，腳尖翹起成左虛步；同時，兩掌成仰掌分別向左右略帶弧形平擺至身體兩側，兩臂自然伸直，肘尖下沉；眼平視左前方。

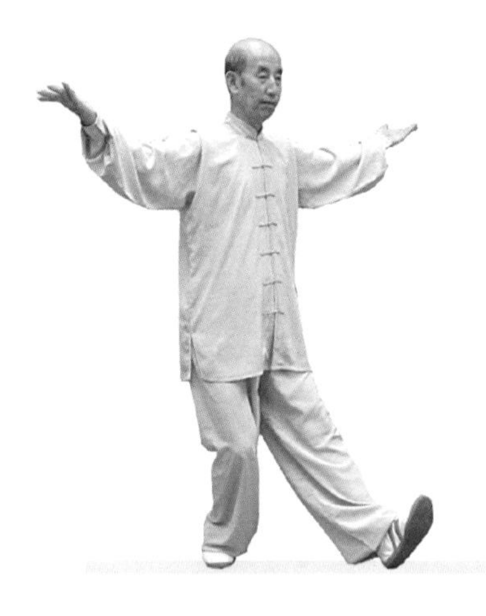

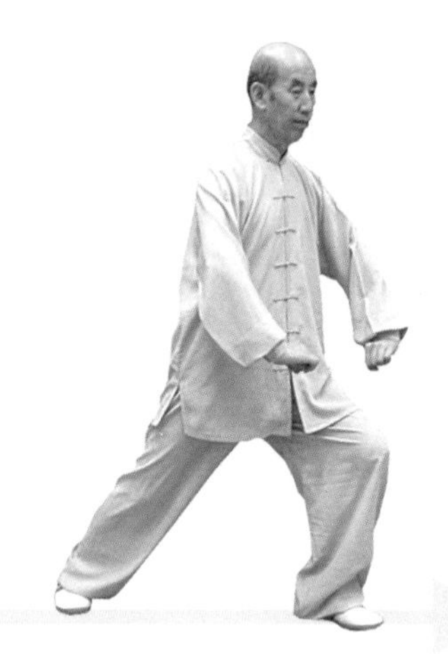

4. 隨著呼氣，鬆腹鬆肛；重心前移成左弓步；同時，兩肘微屈，兩掌心朝上以腕為軸分別向後、向內旋轉使兩掌指相對，掌心朝前下方按掌，當接近左膝兩側上方時握拳，以中衝點摳勞宮，稍翹腕使拳心向下，拳眼斜向後，兩臂成弧形；眼向左前方平視。

小知識	何謂五運？何謂六氣？ 木、火、土、金、水五氣運行，實為五運。 風、熱、濕、火、躁、寒是為六氣。

5. 隨著吸氣，提肛調襠；重心緩緩移至右腳，右腿屈膝半蹲，左腿伸直，腳跟著地，腳尖翹起成左虛步；同時，兩拳變掌隨兩臂內旋前伸向上弧形擺至肩前之後，稍屈肘外旋分別使兩掌收於肩部側前方，掌指朝上，掌心向前；眼平視左前方。

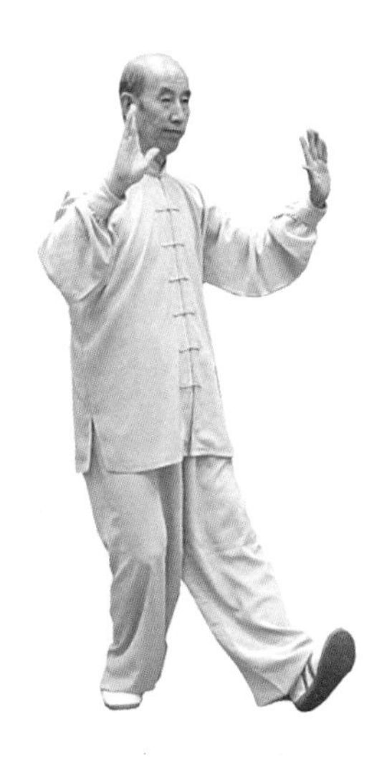

小知識

何謂對症取穴？

對症取穴是指對某些全身性疾患的經驗效穴，歷代醫生在臨床實踐中，發現某些穴位對全身病症具有顯著作用。如：大椎退熱、人中蘇厥、三里降逆、關元溫陽等。

——《針灸學講義》

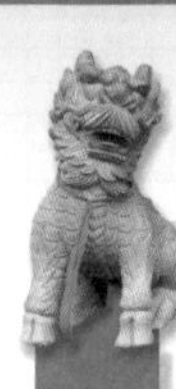

6. 隨著呼氣，鬆腹鬆肛；重心前移，左腿逐漸伸直，右腿屈膝提起，右腳尖自然下垂成獨立勢；同時，兩掌分別向左右前下方按掌，繼而向前上方捧托獻送，兩臂沈肘略屈，兩掌指高與眼平，掌距略窄於肩，掌心向上，小指略上頂呈捧物獻禮狀；眼兼視兩掌。也可不成獨立勢。其做法是：左腿彎屈，右腳上步，腳尖點地成右虛步。

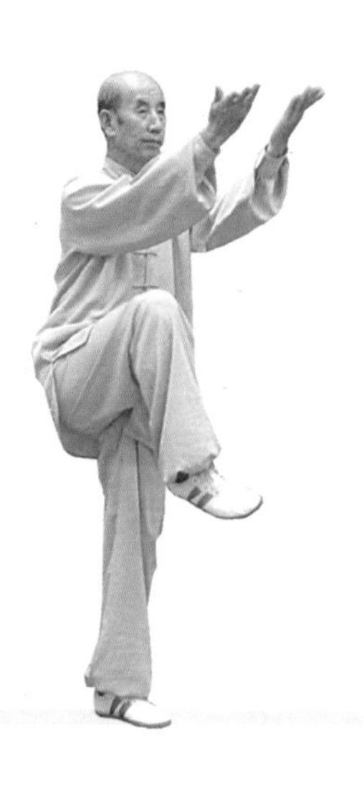

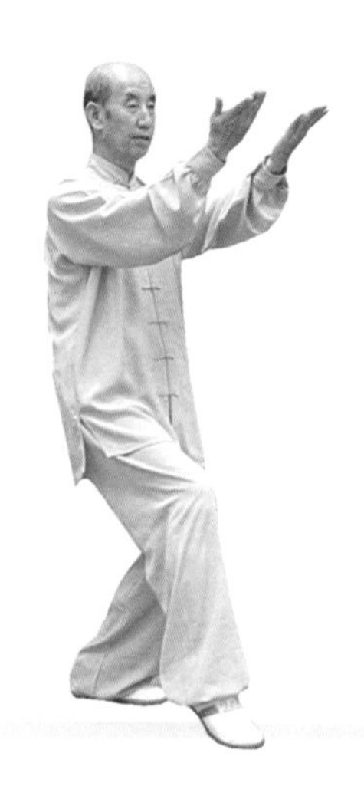

小知識	近視的簡易點穴療法？ 近視可以按摩睛明、承泣、陽白、太陽、風池、魚腰、攢竹等穴，每次選2～3穴，每穴3～5分鐘。

7. 隨著吸氣，提肛調襠；重心下沉，左腿屈膝，身體向右轉正，右腳向右後方（原位）落地，右腿先伸直，後屈膝，左腿伸直，左腳跟側蹬碾摩湧泉穴；同時，兩掌心朝上略帶弧形向兩側平擺，臂自然伸直；眼看右掌。

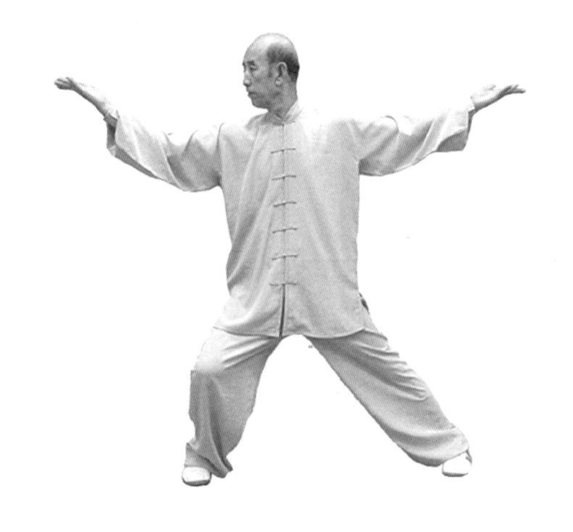

小知識

何謂衛氣？

衛氣亦生於水穀，源於脾胃，但出於上焦。其性剽疾滑麗，善於遊走穿透，不受脈道的約束，行於脈外。

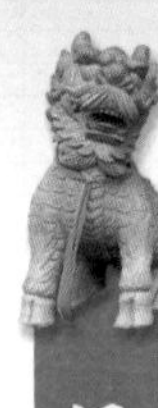

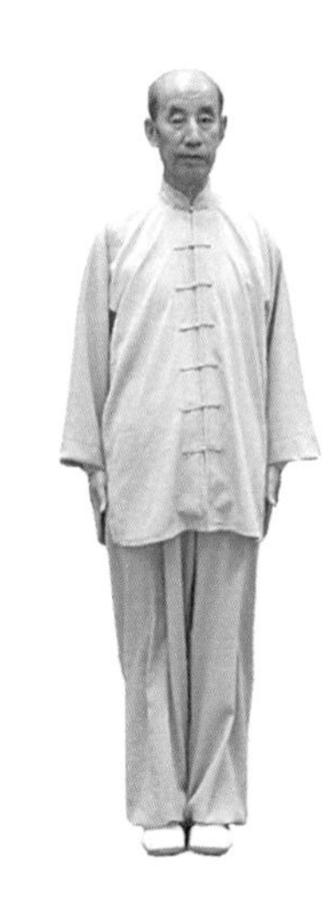

8. 隨著呼氣，鬆腹鬆肛；左腳向右腳併攏，隨之兩腿由屈緩緩伸直；同時，兩臂內旋屈肘，兩掌心相對經面前（手不過頭頂）下按到神闕穴，繼而垂於體側成併步站立勢；眼平視前方。

練功次數：共做兩個8拍。

要點提示：

1. 上步時自然繃腳面，落地時自然翹腳尖。

2. 成虛步時要鬆腰斂臀，上體中正；成「獨立獻果」勢時，支撐腳要五趾抓地，百會上頂。

3. 兩臂旋轉幅度宜大，沈肩垂肘，「獻果」時兩掌要有一個按、捧、托、獻的過程；成弓步時要沈髖、墜襠；上下肢要協調一致。

4. 中衝點摳勞宮時要稍用力，但時間宜短暫。

5. 意在勞宮。

小知識	頭暈時耳的指壓法： 1. 食指各自插入左右的耳洞，按壓耳中數秒。 2. 用拇指彈食指幾下，反覆進行數次。

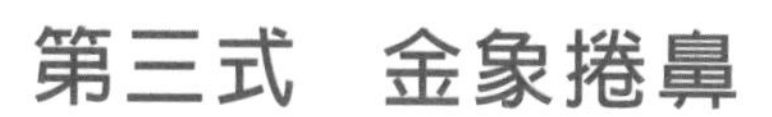

第三式　金象捲鼻

1. 隨著吸氣，提肛調襠：重心移至右腳，右腿稍屈，左腳跟提起，左腳向左開一大步（約當本人之三隻腳長），腳尖朝前，隨之重心移至兩腳中間，兩腿逐漸伸直；同時，兩臂內旋伸直，兩掌向前擺起，高與肩平，掌心向外，與肩同寬；眼平視前方。

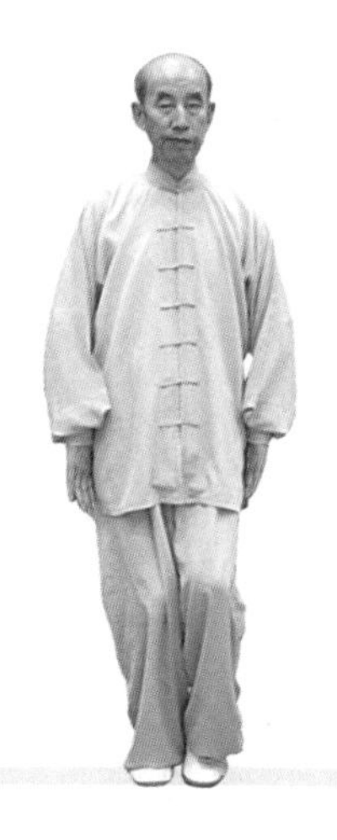

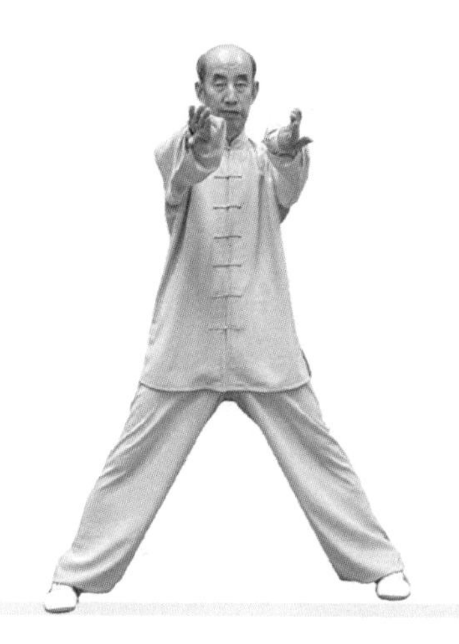

名稱內涵　金象捲鼻

象，哺乳綱，象科，陸地上最大的哺乳動物。體高約3公尺，皮厚毛少，腿粗如柱，鼻與唇癒合成圓筒狀長鼻。象雖體大力壯，但性情溫順，品行端正，知恩必報，與人一樣有羞恥感，常負重遠行，被譽為「獸中之德者」。

象，有象徵之意。如：在象背上馱一個花瓶，就表示太平景象、國泰民安。故古人將象奉為神，稱為「金象」，中國也被稱為象的國度。

舒心平血功中的「金象捲鼻」，是將練習者的兩臂比做象鼻，有節律地捲動，取得康體增壽的效果。

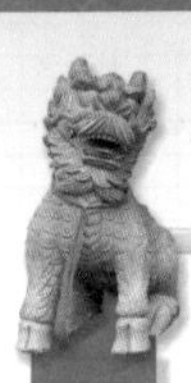

2. 隨著呼氣，鬆腹鬆肛；兩腿下蹲成馬步；同時，兩臂外旋，兩掌從小指起依次捲指、屈腕，五指成勾分別向兩側肩髃穴（屬手陽明大腸經穴，在三角肌上部中點，肩峰與肱骨大結節之間，肩平舉時呈現凹陷處）抓點，邊抓邊靠肘，致使兩肘尖相靠；眼平視前方。

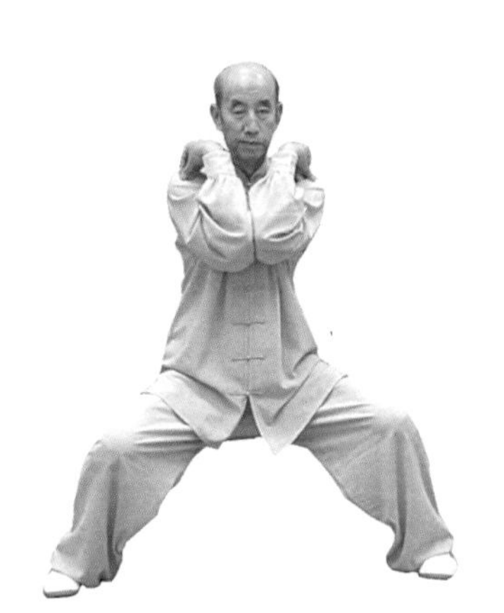

側視圖

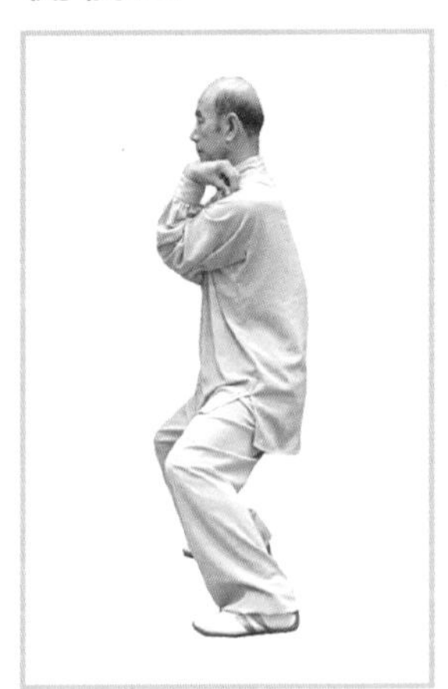

小知識

何謂循經取穴？

循經取穴是根據經脈所過、主治所及的特點，診察病變屬於哪一條經絡，哪一臟腑，即取其有關經絡的四肢部輸穴。如：耳部取中渚、心悸取內關、面疾取合谷等。

——《針灸學講義》

3. 隨著吸氣，提肛調襠；兩肘外張，兩勾手變掌，兩臂內旋隨著兩腿徐緩伸直從肩上、耳旁上托，掌心朝上，手指相對，兩臂自然伸直，中指端與肩髃穴上下相對；眼平視前方。

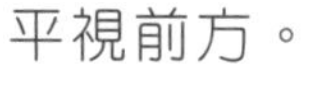

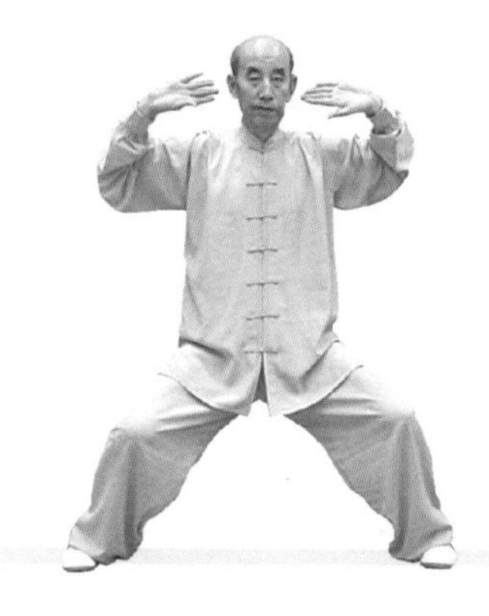

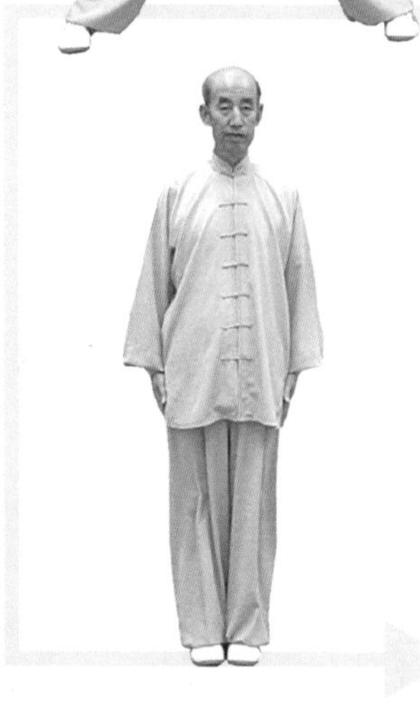

4. 隨著呼氣，鬆腹鬆肛；重心移至右腳，右腿半蹲，左腿伸直，繼而左腳向右腳併攏，兩腿由屈逐漸伸直；同時，兩掌從左右兩側向下劃弧垂於體側；眼平視前方。

小知識

《素問．八正神明論》云：「上工救其萌芽，下工救其已成，救其已敗。」其意是指醫生治病宜早期診斷和早期治療。

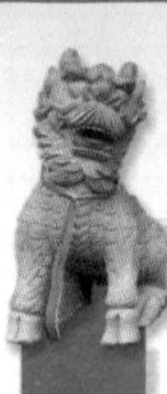

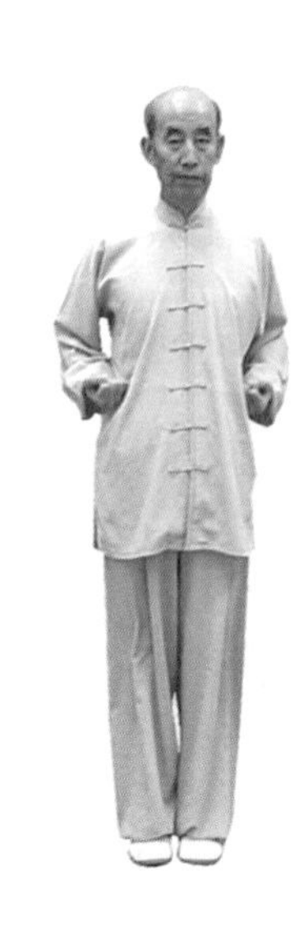

練功次數：

共做兩個8拍。第二個8拍的第8拍還原成併步站立勢後，兩手握拳收於腰側，中衝點摳勞宮，拳心向上。

要點提示：

1. 臂的旋轉幅度宜大；成馬步時大小腿之間夾角為120度，兩腳之間的距離相當於本人的三腳寬，腳尖向前，鬆腰斂臀，不要跪膝、展膝和靠膝。

2. 兩肘尖相靠時，肘尖要下垂，並要求邊抓肩邊靠肘。

3. 意在勞宮穴。

小知識	所謂六道四生，泛指生死輪迴世界。 六道：又稱六趣，指衆生生死輪迴的六神去處（地獄、餓鬼、畜生、阿修羅、人、天）。 四生：六道衆生的四神生成方式（卵生、胎生、濕生、化生）。

第四式　黃鶯疊膀

1. 隨著吸氣，提肛調襠；重心移至右腿，右腿半蹲，左腳跟稍提起；同時，兩拳變掌稍側撐，掌指朝內；眼向左看。

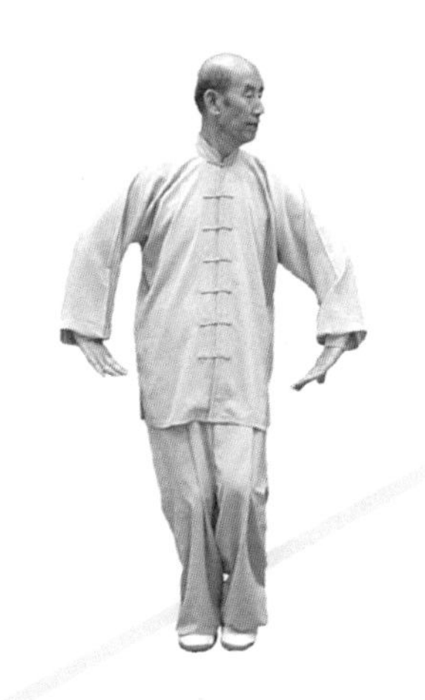

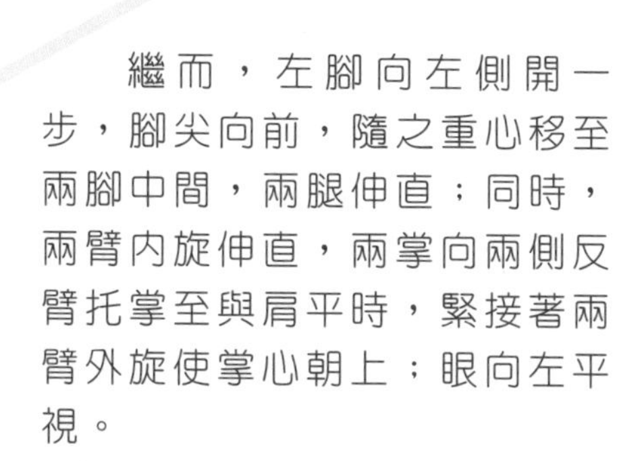

繼而，左腳向左側開一步，腳尖向前，隨之重心移至兩腳中間，兩腿伸直；同時，兩臂內旋伸直，兩掌向兩側反臂托掌至與肩平時，緊接著兩臂外旋使掌心朝上；眼向左平視。

名稱內涵　黃鶯疊膀

鶯，古人稱為吉祥鳥，「鶯擇佳木而棲」。鶯為鳥類的一科，身體小，多為褐色或暗綠色，嘴短而尖，叫聲婉轉清脆，吃昆蟲，對農業和林業有益。

「黃」，在五行五色中屬土，「土載四行」，「土為萬物之母」，土居中央，屬君位。故古人將褐色的鶯，稱為「黃鶯」，以示其高雅與華貴。有詩贊云：「婉轉鶯歌金谷曉，呢喃燕語玉堂春。」在競吐芬芳的百花叢中，彩蝶飛舞，黃鶯展翅，人如能置身於此時此景，自然會煥發出青春的活力和旺盛的生機。

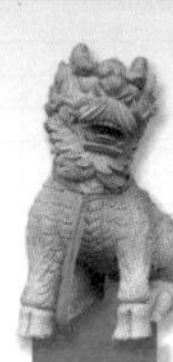

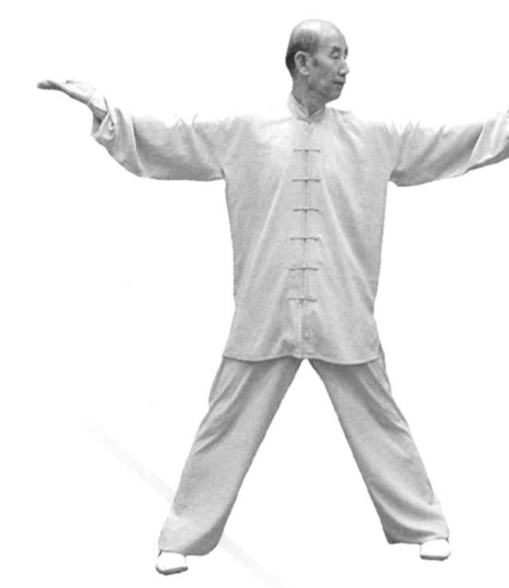

2. 隨著呼氣，鬆腹鬆肛；兩腿下蹲成馬步；同時，兩臂外旋使掌心朝上，然後屈肘使兩掌置於肩前（掌距肩相當於本人的兩拳長），掌心朝內抖動5次；眼平視前方。

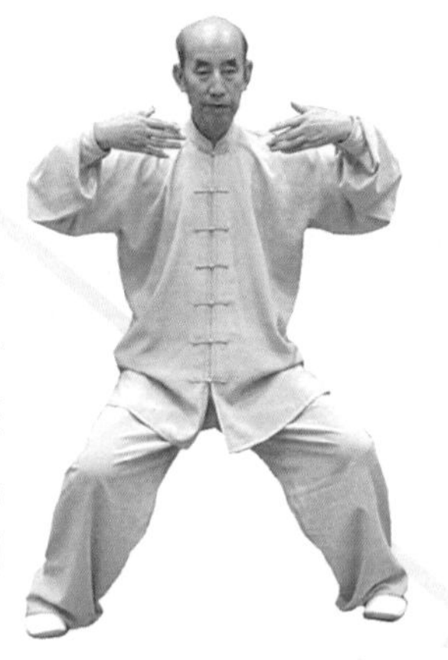

接著，兩掌從小指開始依次捲指，屈腕，向腋下、身後沿脊柱兩側向下插掌摩運至腰俞（屬督脈穴，在骶骨孔中）兩側，掌心朝後，掌指朝下；眼平視前方。

小知識

何謂甲子？

十天干和十二地支相互配合，就是甲子，是以天干第一干「甲」，地支第一支「子」命名的。《素問・六微旨大論》曰：「天氣始於甲，地氣始於子。子甲相合，命曰歲立。謹候其時，氣可與期。」

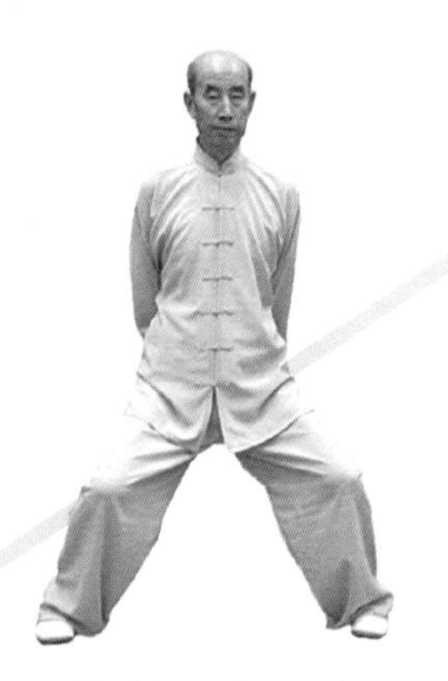

後視圖

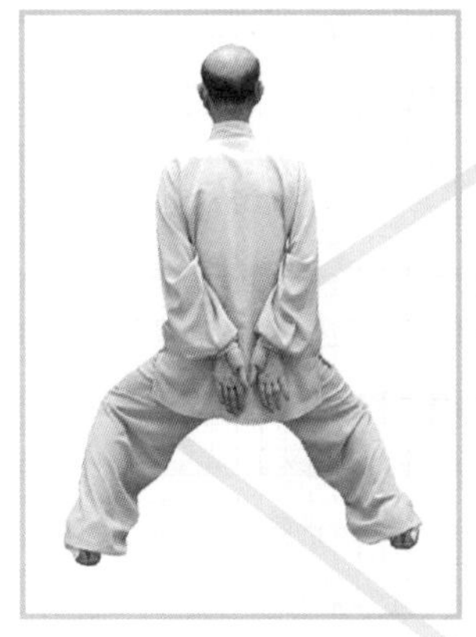

3.隨著吸氣，提肛調襠；兩臂外旋，兩掌分別向兩側、向前上方弧形擺動達於胸前，掌心相對，兩掌之間距離與肩同寬，兩臂自然伸直，繼而兩掌以腕為軸放鬆抖動5次；眼平視前方。

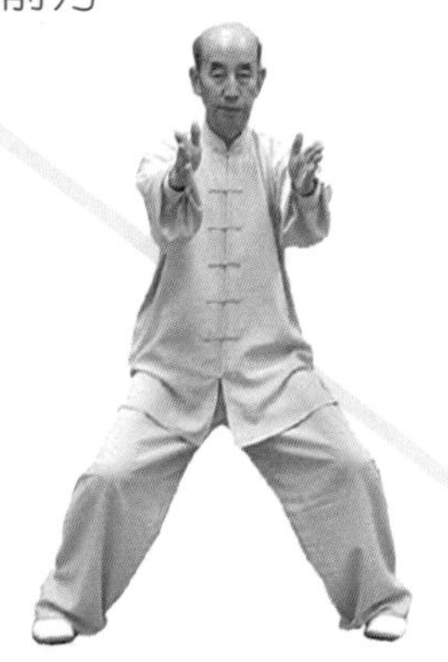

小知識

足跟痛的簡易點穴療法？

足跟痛多由跟骨骨刺，腳跟部脂肪墊損傷及退行性病變、跟骨下滑囊炎等引起。其治療取穴（1）壓痛點、太谿（2）大陵。

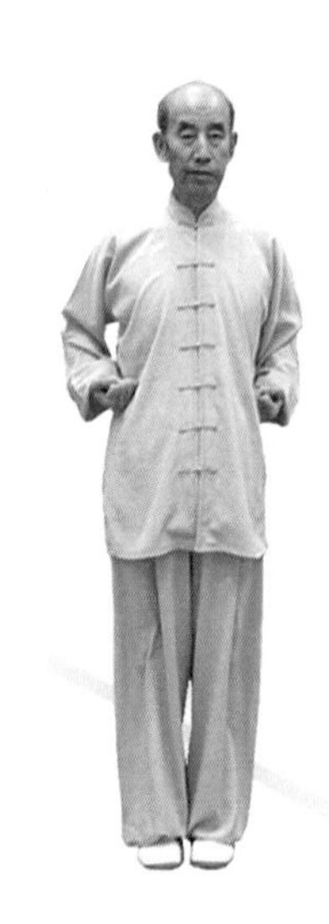

4. 隨著呼氣，鬆腹鬆肛；重心移至右腳，繼而左腳向右腳併攏，兩腿由屈逐漸伸直；同時，兩臂外旋握拳抱於腰側，拳心向上，中衝點摳勞宮；眼平視前方。5～8同1～4拍，唯左右交換做動作。

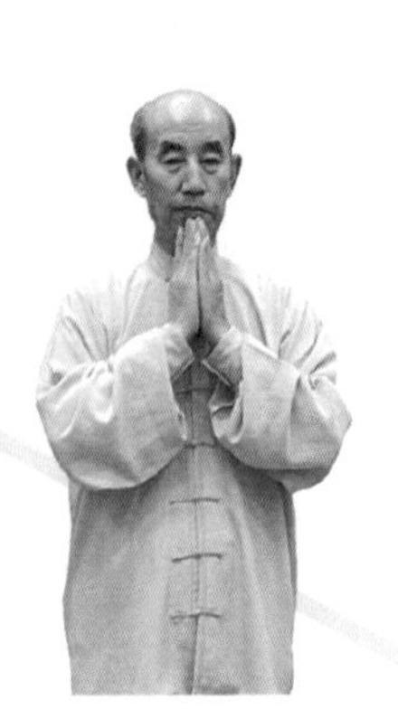

練功次數：共做兩個8拍。第二個8拍的第8拍還原成併步站立勢，兩手中指尖壓在承漿穴附近；眼平視前方或輕閉。

要點提示：

1. 兩臂旋轉幅度宜大，展臂時不要聳肩，兩掌抖動速度要均勻適度，切勿做成甩手。

2. 開步時先提腳跟，落腳時前腳掌先著地；肩、肘、腕要充分放鬆。

3. 意在勞宮穴。

小知識	《素問·上古天真論》曰：「恬淡虛無，真氣從之，精神內守，病安從來。又曰：把握陰陽，呼吸精氣，獨立守神，肌肉若一。」

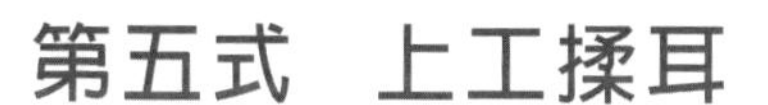

第五式　上工揉耳

第一個8拍：

1. 兩掌中指腹從承漿穴（屬任脈穴，在下頷正中線，下唇緣下方，頦唇溝中央凹陷處），經地倉穴（屬足陽明胃經穴，在口角外側旁開 0.4 寸處）、迎香穴（屬手陽明大腸經穴，在鼻翼旁鼻唇溝旁開 0.5 寸處）、睛明穴（屬足太陽膀胱經穴，閉目，在目內眥角上 0.1 寸處）、攢竹穴（屬足太陽膀胱經穴，在眉毛內側，當眶上切跡處）至眉沖穴後（屬足太陽膀胱經穴，在眉頭上入髮際 0.5 寸處，當神庭與曲差之間），轉用掌心貼面。

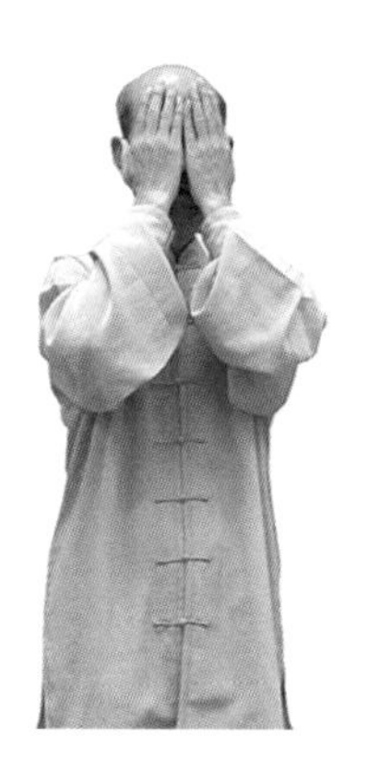

名稱內涵 上工揉耳	「上工」，古代稱醫道最高明的醫生為上工。醫書云：「上工治未病」。有上工就有中工和下工，「中工」治已病，「下工」治已病但不能治癒。 舒心平血功中的「上工揉耳」是自比上工，由對耳部有關穴位的按摩，得到康體增壽、防治疾病的作用。

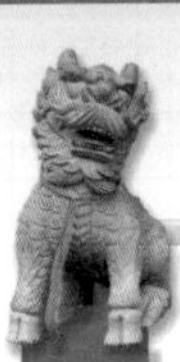

2. 全掌貼面，兩手分別向左右摩運，中指腹摩運至頭維（屬足陽明胃經穴，在額角髮際，當鬢髮前緣直上入髮際上0.5寸。相當神庭穴旁開4.5寸），繼而向下經耳門（屬手少陽三焦經穴，耳屏上切跡前，張口呈現凹陷處）、聽宮（屬手太陽小腸經穴，張口時，耳屏正中凹陷處）、聽會（屬足少陽膽經穴，聽宮下方，耳屏間切跡前凹陷處）、頰車（屬足陽明胃經穴，在下頜角前上方，用力咬牙時，咬肌隆起處）、大迎（屬足陽明胃經穴，在頰車前 1.3 寸處，閉口鼓腮，當下頜骨邊緣出現一溝形處）等穴，然後將兩掌中指腹置於承漿穴。

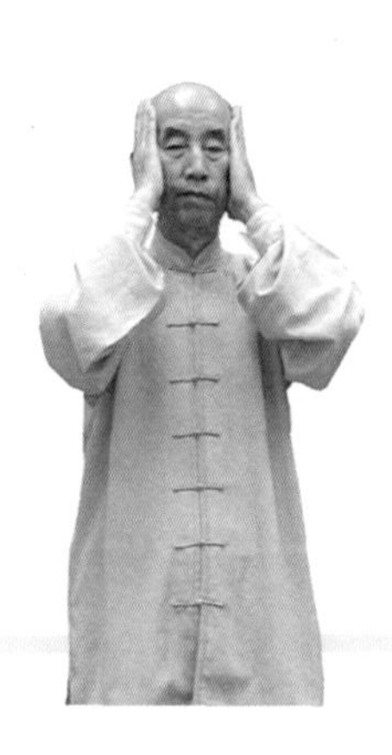

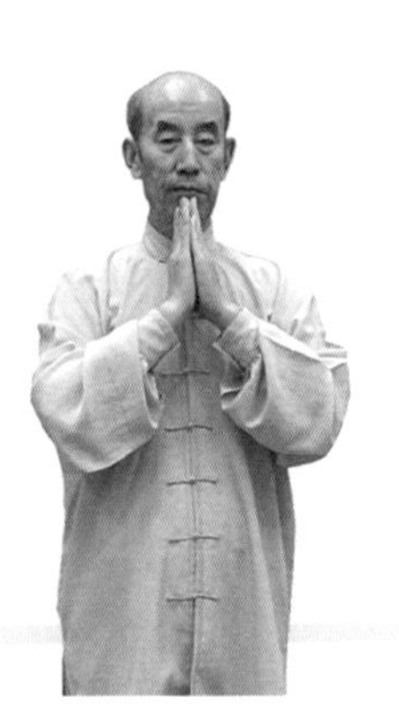

小知識

養生之道：調攝精神形體，提高防病機能

《素問・上古天真論》曰：「其知道者法於陰陽，和於術數，飲食有節，起居有常，不妄作勞，故能形與神俱，而盡終其天年度百歲乃去。」

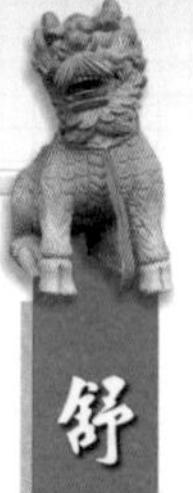

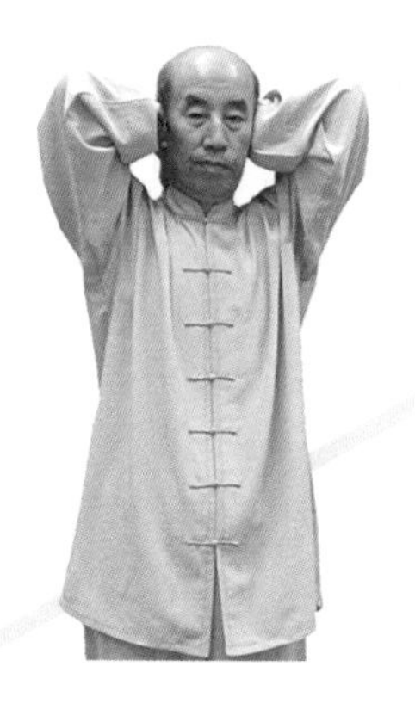

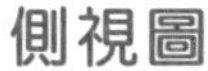

側視圖

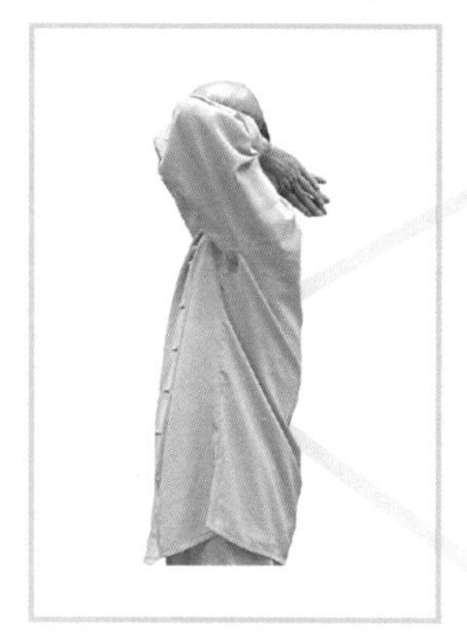

3. 兩掌經頸側向後推按，直到用掌根將項後皮肉擠攏提起為止。

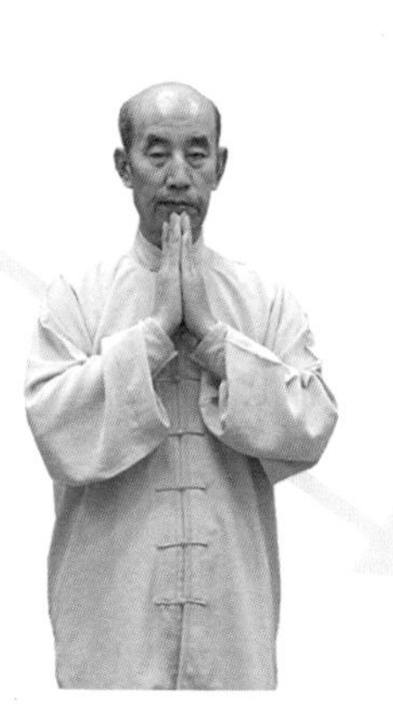

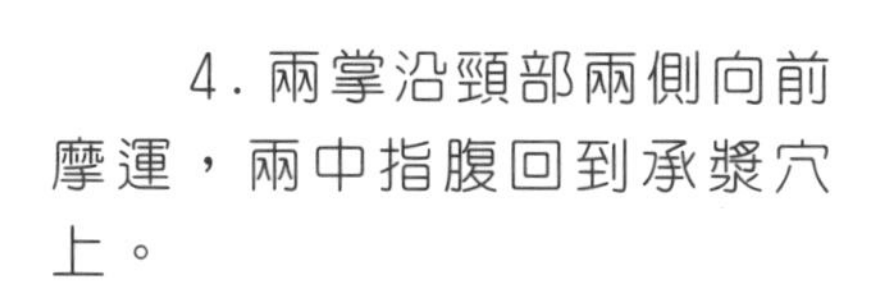

4. 兩掌沿頸部兩側向前摩運，兩中指腹回到承漿穴上。

小知識

預防疾病的傳變，保持身體健康

《難經・七十七難》云：「所謂治未病者，見肝之病，則知肝當傳之於脾，故先實其脾氣，無令得受肝之邪，故曰治未病焉。」

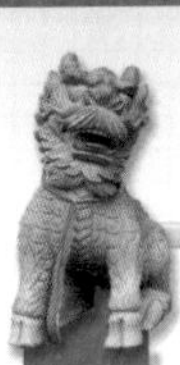

第二個８拍：

１～４拍，兩食指腹分別壓在耳甲腔心穴上（在耳甲腔最深處發亮區），拇指腹捏在耳後對應部位上，同時向前捻揉，每拍捻揉１周。

５～８拍同１～４拍，向後捻揉，每拍捻揉１周。

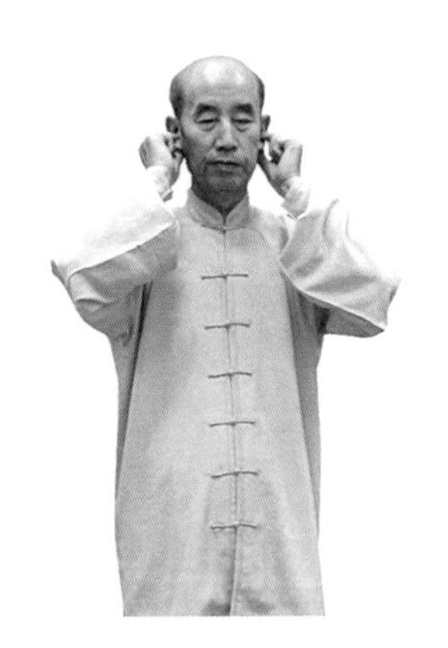

側視圖

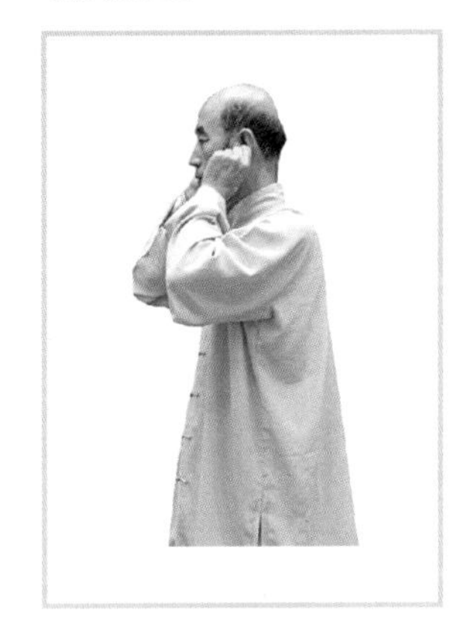

小知識

日常須注意飲食的調養

《素問・臟器法時論》云：「五穀為養，五果為助，五畜為益，五菜為充，氣味合而服之，以補精益氣。」

第三個8拍：

1～4拍，拇指腹托翳風穴（屬手少陽三焦經穴，在耳垂後，乳突和下頷角之間凹陷處），雙手食指尖分別向前點揉交感穴（在對耳輪下腳末端），每拍點揉1周。

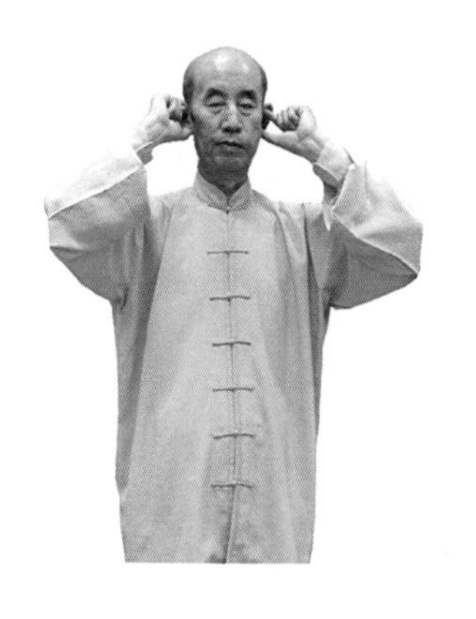

側視圖

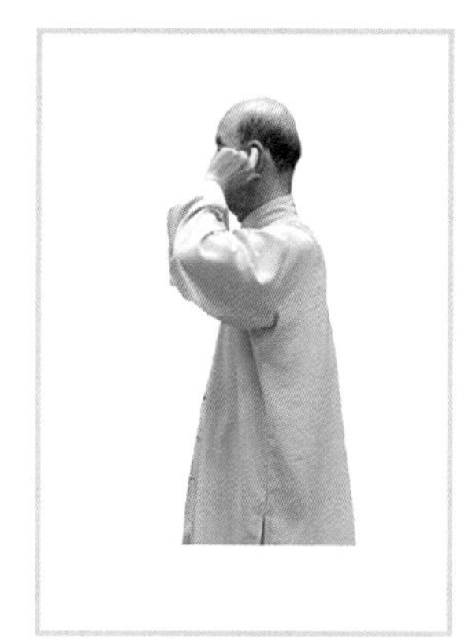

5～8拍，拇指腹托翳風穴，雙手食指尖分別向後點揉交感穴，每拍點揉1周。

小知識

痔瘡的簡易點穴療法？

痔瘡分內痔和外痔。內痔極易破裂出血，該病多由便秘或其他原因引起而痔靜脈回流受阻，繼而擴大曲張而形成。其治療取穴（1）長強、承山（2）大腸俞、支溝等。

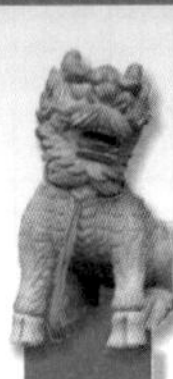

第四個8拍：

1～4拍，雙手拇指腹和食指中節橈側面捏住耳輪上部，食指在前，拇指在後，沿耳背降壓溝從上向下摩運，當摩運到耳垂時稍用力向下拉引，每拍摩運1次。

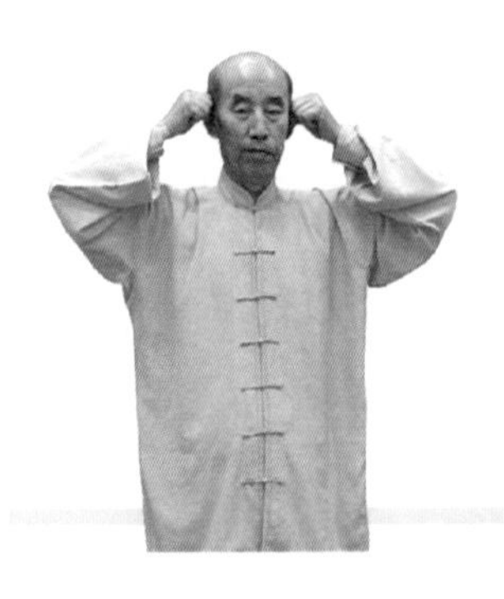

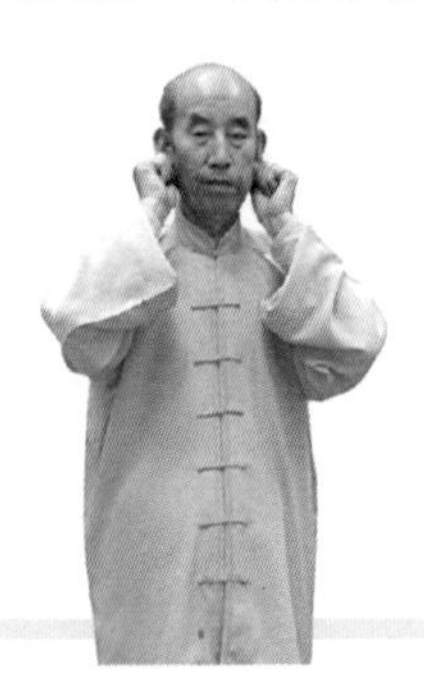

5. 用食指腹繞耳根由耳前向上摩運至耳根前上部。

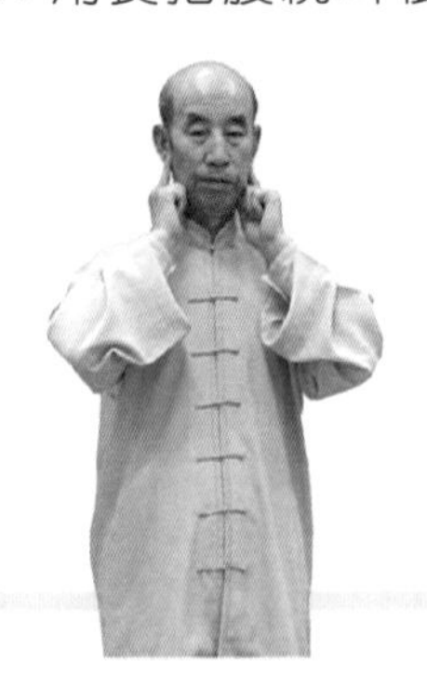

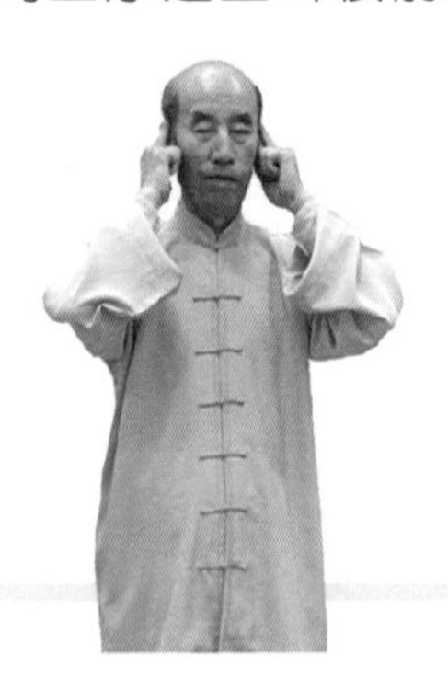

小知識

牙痛的簡易點穴療法？

牙痛分胃火牙痛、風火牙痛、腎虛牙痛等。其治療取穴（1）合谷、內庭（2）太陽風火牙痛加外關、風池；腎虛牙痛加照海、行間；下牙痛加頰車；上牙痛加下關；青光眼是由於房水增多或房水排除困難而引起眼球內壓增高而造成。其治療取穴為睛明、風池；頭痛加太陽；目痛加攢竹；降眼壓加三陰交和行間。

6. 沿耳根上部由耳後向下摩運至耳根後下部。

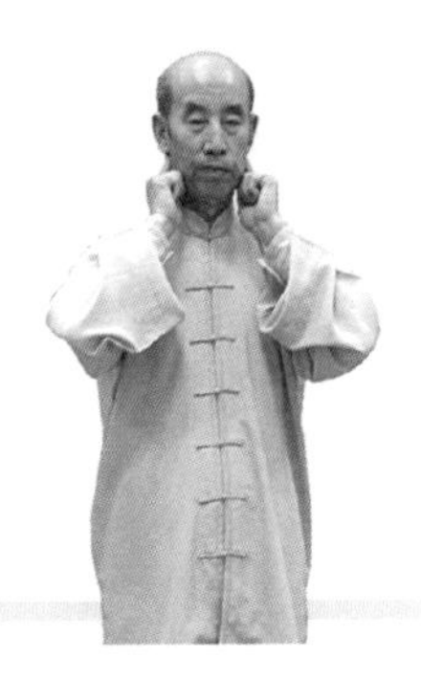

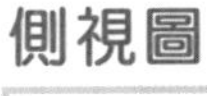

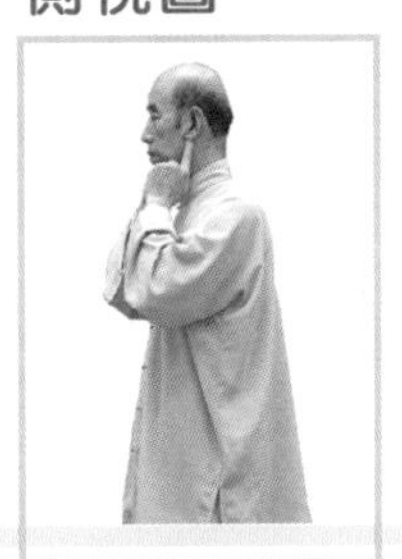

7. 用食指腹繞耳根，由耳後向上摩運至耳根上部（圖略）。

8. 用食指腹沿耳根上部向下摩運至耳根下部（圖略）。

練功次數：共做四個8拍。當做完最後一個8拍的第8拍後，兩掌垂於體側；眼平視前方。

要點提示：

1.兩眼輕閉，精神集中，意在被揉的穴位上，尚可意守勞宮。

2.找準穴位，點揉的力量要適度。

3.呼吸自然，不要憋氣。

4.兩掌在頸部兩側摩運時力量宜輕，特別是低血壓、心率過緩者，更應注意此點。

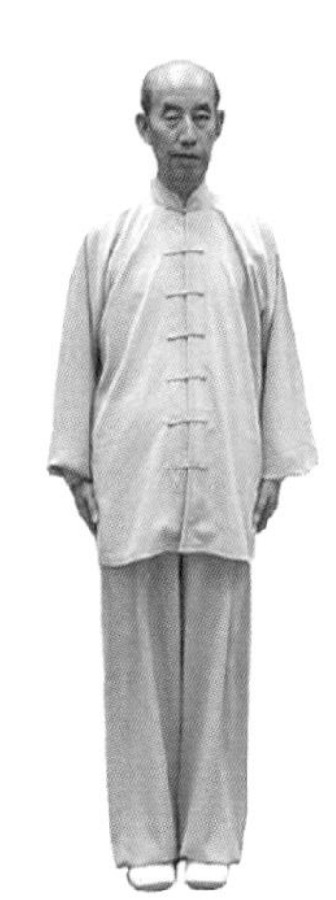

小知識	濁氣在上為實脹；中氣不運為虛脹。 ——《類證治載》

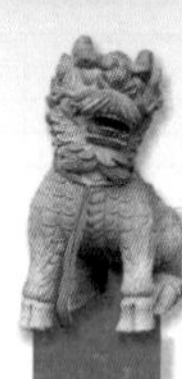

第六式　捶臂叩腿

第一個8拍：

1. 左腳向左開步，與肩同寬，腳尖朝前，全身放鬆，腰為縱軸，身體左轉約30度；同時，右手輕握拳向左掄擺，用拳眼捶擊左肩；左手輕握拳向後掄擺，用拳背捶擊腰部命門穴（屬督脈穴，在第二腰椎棘突下）；眼平視左前方。

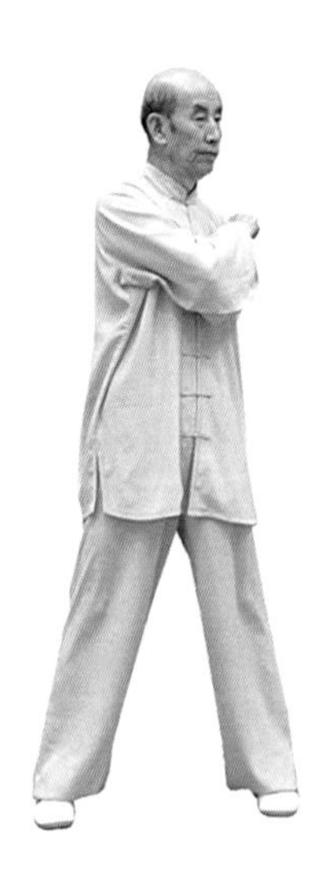

後視圖

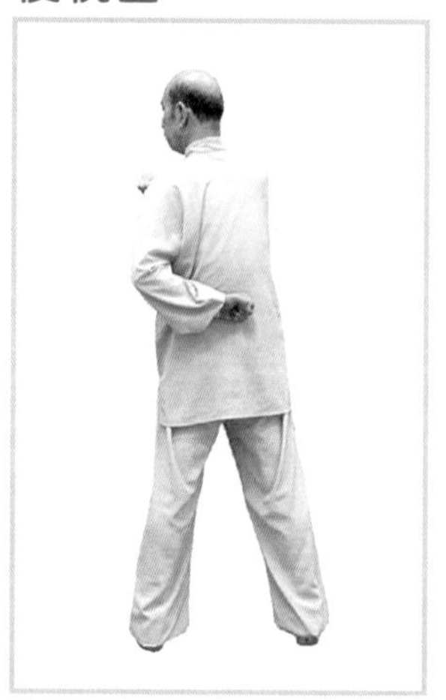

名稱內涵 捶臂叩腿	四肢、手腳是人們從事生產、工作、學習和日常生活等諸多方面的基本器官。而人老又先從腿上老。一般來說，老年人腳力不夠強健，腿腳不靈活，步履艱難。「捶臂叩腿」這一動作，既可以疏通臂、腿部的經絡氣血，使四肢有力、肌肉豐滿，預防早衰；又可以起到平肝滋腎，防治高血壓病、冠心病的積極作用。

2同1，唯身體右轉約30度，左右手交換做動作。

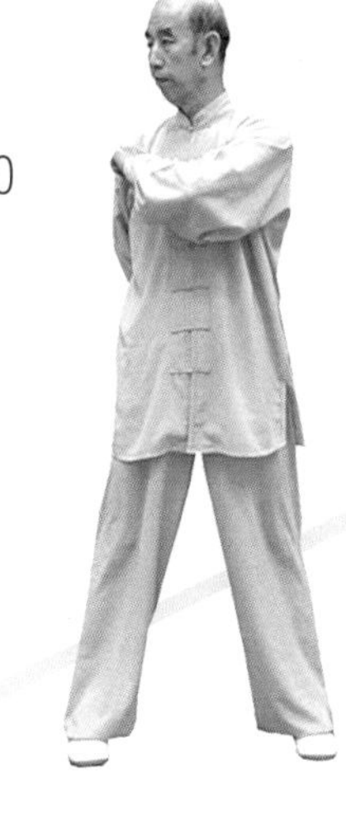

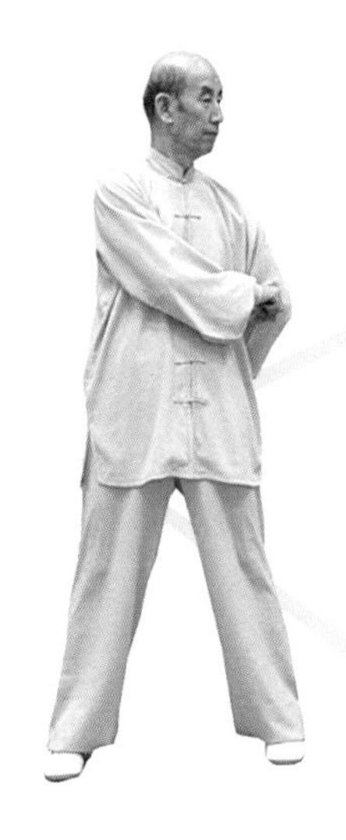

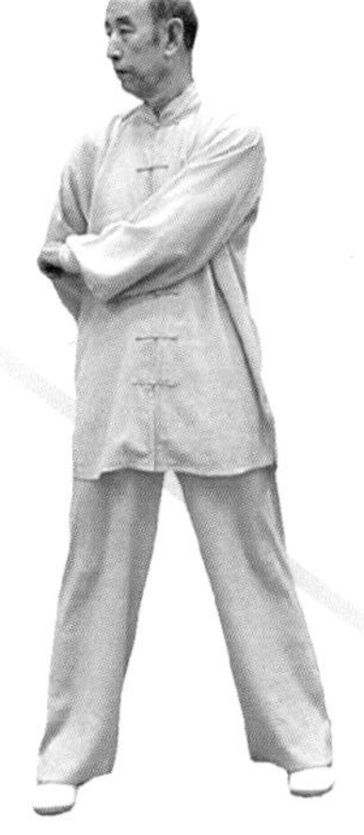

3、5、7同1；4、6、8同2。唯兩拳分別交替沿手太陰肺經、手陽明大腸經和該兩經之間依次由肩捶到肘，後手捶叩命門穴不變。

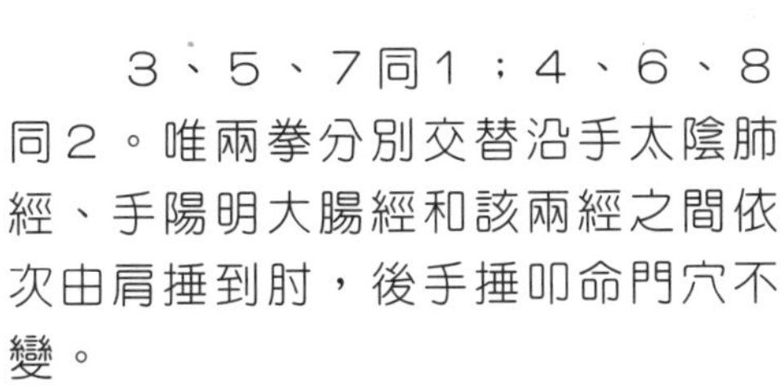

小知識	合抱之木，生於毫末；九層之台，起於累土；千里之行，始於足下。 ——《道德經・六十四章》

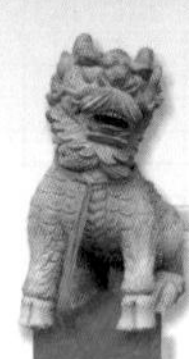

第二個8拍：

兩拳分別交替沿手太陰肺經、手陽明大腸經和該兩經之間依次由肘捶到肩，後手捶叩命門穴不變（圖略）。

第三個8拍：

兩手插腰，兩腳用太衝穴（屬足厥陰肝經穴，在第一、二蹠骨結合部之前，當足大趾本節後1.5～2寸凹陷中）依次交替（先用左腳叩右腿）由膝窩委中穴（屬足太陽膀胱經穴，在膝窩橫紋中央）向下叩擊到踝後跗陽穴附近（跗陽：屬足太陽膀胱經穴，在崑崙穴直上3寸處）；眼平視前方。

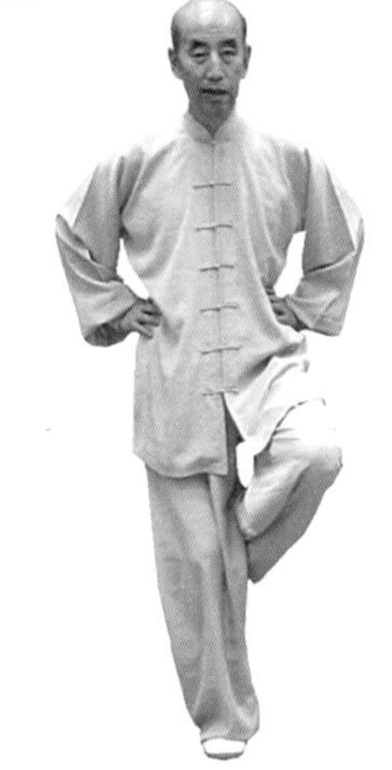

第四個8拍：

用兩腳太衝穴依次交替（先用左腳叩擊右腿）由跗陽穴附近向上叩擊到委中穴。

小知識	蕁麻疹的簡易點穴療法？ 蕁麻疹俗稱「風疙瘩」，屬過敏性疾病。過敏原因較多，如：食物、藥物、氣味等。其治療取穴 （1）曲池、血海、三陰交（2）膈俞、足三里

練功次數：共做四個8拍。當做最後一個8拍時，右腳叩擊左膝窩後，繼而與左腳併攏；同時，將兩手落於腹前，掌心朝上，掌指相對，兩掌之間的距離和兩掌與腹部的距離均為 10 公分；眼平視前方。

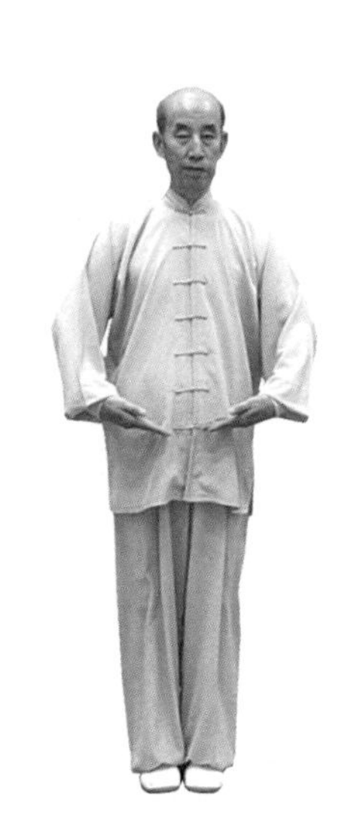

要點提示：

1. 精神集中，兩拳交替捶臂時，意在命門；兩腳交替叩腿時，意在委中。

2. 擺臂時吸氣，捶叩時呼氣。捶命門穴時力量宜輕，捶臂時力量可稍大。

3. 捶臂時以腰為縱軸帶動兩臂，擺臂幅度宜稍大；叩腿時支撐腳五趾抓地，支撐腿宜稍屈，叩擊的穴位為委中、承筋（屬足太陽膀胱經穴，在腓腸肌中央，當合陽與承山連線的中點）、承山（屬足太陽膀胱經穴，在腓腸肌腹下方，當用力伸直足尖使足跟上提時出現「人」字形凹陷處）、跗陽附近等

小知識	何謂六腑？其作用如何？ 膽、胃、大腸、小腸、三焦、膀胱合稱六腑。總其生理機能為受納並腐熟水穀，輸出化物，傳導糟粕，疏通水道，運利水津，盛精汁等有關營養物質的代謝處理。

第七式　枯樹盤根

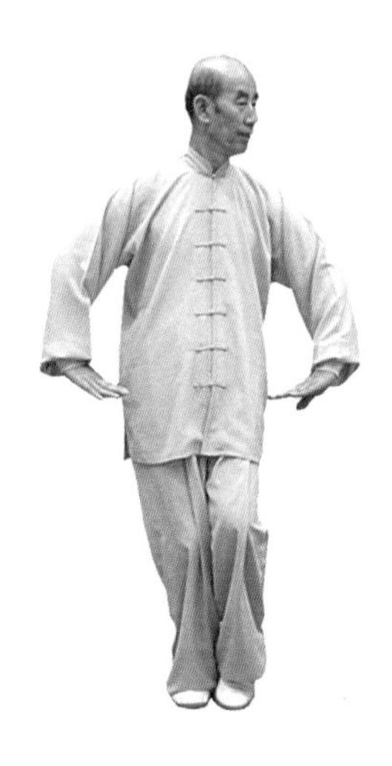

1. 隨著吸氣，提肛調襠；重心移至右腳，右腿半蹲，左腳跟提起；同時，兩臂內旋使兩掌掌指相對，掌心朝下；眼看左前方。

上動不停，左腳向左開步，隨之兩腿伸直；同時，兩掌分別向兩側反臂托掌；眼看左掌。當兩掌接近托平時，兩臂外旋使掌心朝上，兩臂自然伸直；眼仍看左掌。

名稱內涵 枯樹盤根	「枯樹」，指樹木失去水分，乾枯萎縮。「盤根」，指樹木之根交織錯節，穩如磐石。故「枯樹盤根」一詞，常用來比喻乾枯的樹木重獲生機，如「枯木逢春」。 舒心平血功中的「枯樹盤根」，其意是指下肢的盤根步交叉全蹲，老而愈堅；上肢的疊腕、捲指、彈甲（指甲）等動作，意味著老枝發新芽，茁壯成長，給人以青春的活力和旺盛的生機。

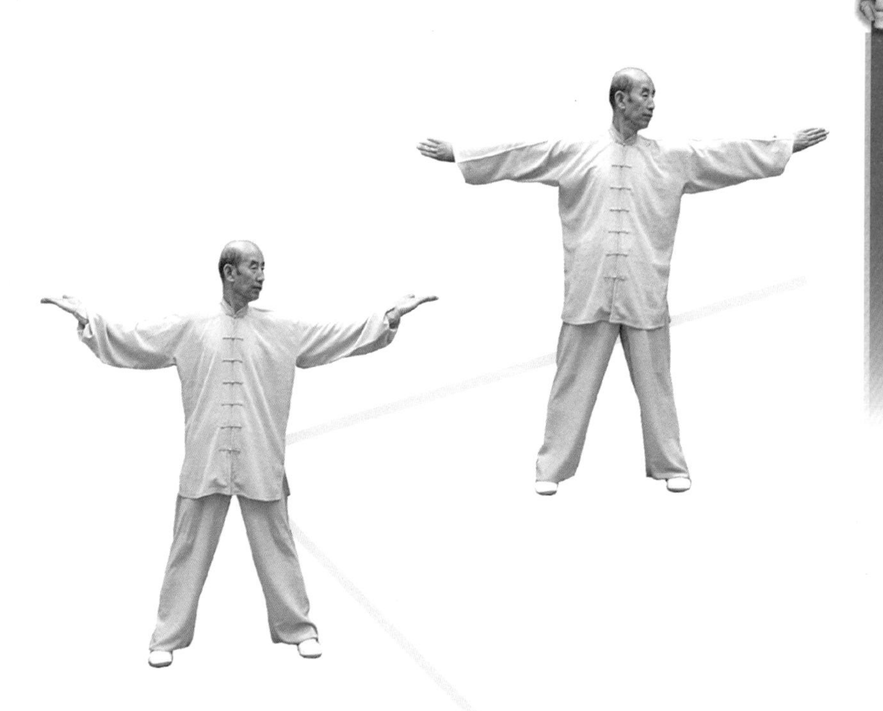

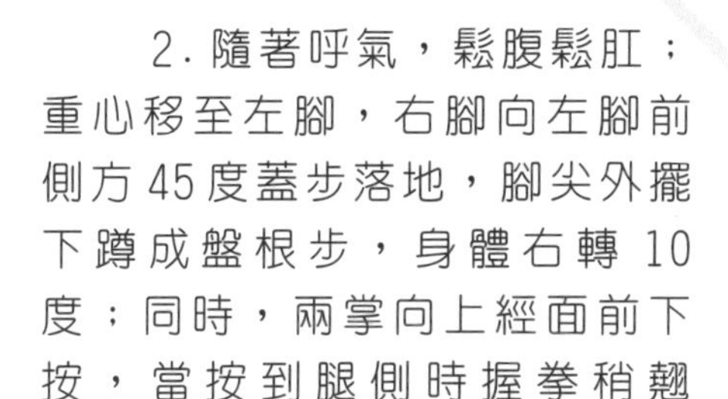

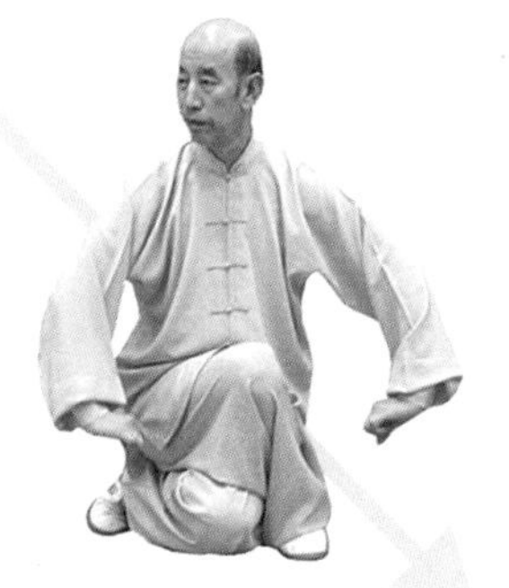

2. 隨著呼氣，鬆腹鬆肛；重心移至左腳，右腳向左腳前側方45度蓋步落地，腳尖外擺下蹲成盤根步，身體右轉10度；同時，兩掌向上經面前下按，當按到腿側時握拳稍翹腕，中衝點摳勞宮穴，拳心朝下，拳眼朝後，兩臂內旋成弧形；眼向右前方10度平視。

小知識	七弦為益友，兩耳是知音。心靜即聲澹，其間無古今。——《陸放翁集》

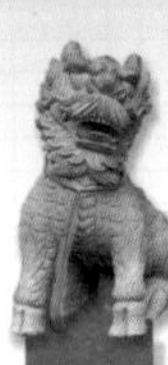

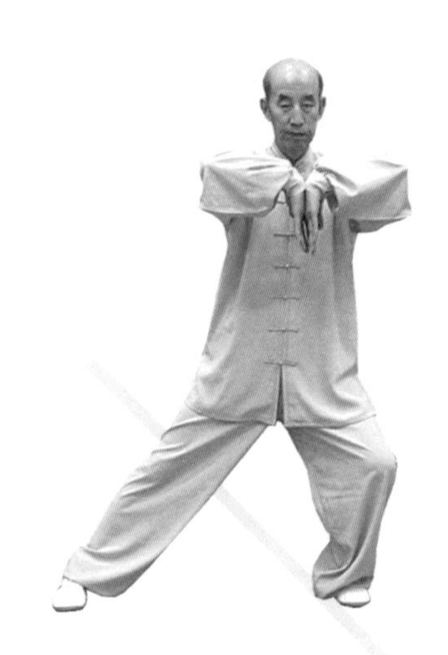

3. 隨著吸氣，提肛調襠，身體稍直起，左腳跟落地，重心移於左腳，右腳向右側開步，腳尖朝前；同時，兩拳變掌，掌背相靠，指尖朝下，經腹前上提至胸前，屈肘與肩平；眼平視前方。

繼而，重心移至右腳，右腿彎屈，左腿伸直；同時，兩掌由手腕、掌骨、第一指骨、第二指骨、第三指骨依次捲曲，順勢彈甲（指甲）變掌向兩側分擺達於體側，臂自然伸直，掌高與肩平；眼平視前方。

小知識

何謂胃脘？

胃位於膈下，上接食道，下通小腸，其經脈絡脾，胃上口為賁門，下口為幽門。賁門部又名上脘，幽門部又名下脘，上脘下脘之間名為中脘，三部統稱為胃脘。

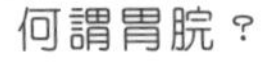

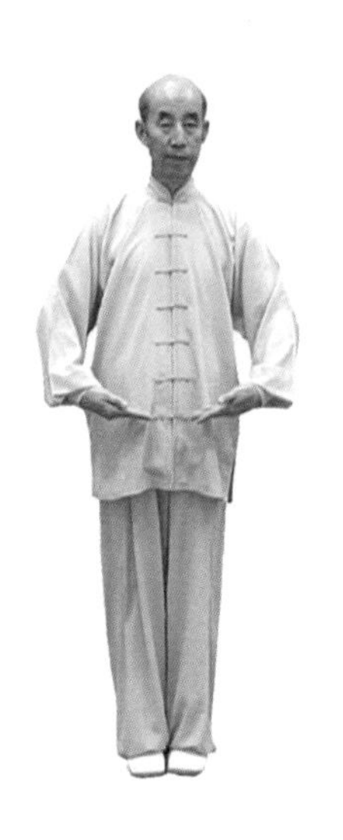

4.隨著呼氣，鬆腹鬆肛；左腳向右腳併攏，兩腿由屈逐漸伸直；同時，兩掌從體側向下收於腹前，掌心朝上，掌指相對，兩臂成弧形，兩掌之間的距離和兩掌與身體的距離均為 10 公分；眼平視前方。

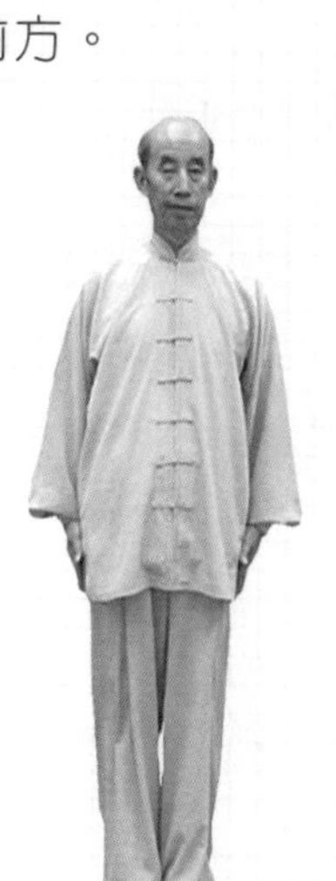

5～8同1～4，唯右腳向右側開步做動作。

練功次數：共做兩個8拍。第2個8拍的第8拍，還原成併步站立勢，兩掌垂於體側；眼平視前方。

要點提示：

1.成盤根步時，上體要正直，前腳尖外擺。

2.疊腕、捲指、彈甲的動作要連貫圓活；分掌時，手不要上舉，中指端大約與頭頂齊平。

3.上下肢要協調一致，形成一體。

4.意在勞宮。

小知識	放鶴去千頃，釣魚溪一灣。 ——《陸放翁集》

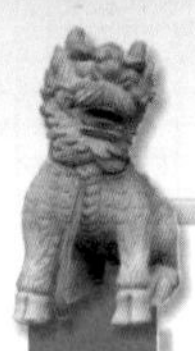

第八式　平步連環

第一個 8 拍：

1. 隨著吸氣，提肛調襠；兩腿伸直，身體左轉 45 度，兩掌從脊柱兩側的白環俞上提（白環俞：位於第四骶椎棘突下旁開 1.5 寸處）、經小腸俞（屬膀胱經穴，位於第一骶 椎棘突下旁開 1.5 寸處）、關元俞（屬膀胱經穴，位於第五腰椎棘突下旁開 1.5 寸處）、大腸俞（屬膀胱經穴，位於第四腰椎棘突下旁開 1.5 寸處）、氣海俞（屬膀胱經穴，位於第三腰椎棘突下旁開 1.5 寸處）、腎俞（屬膀胱經穴，位於第二腰椎棘突下旁開 1.5 寸處）摩運至盡頭，兩臂放鬆，掌指朝下；眼平視左前方。

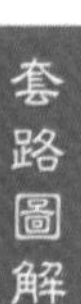

名稱內涵　平步連環

「平步」，與信步、漫步同義，指的是悠閒地平安邁步。「連環」，指反覆地、多次地出現同一件事，引申為日日、月月、歲歲出現吉祥之事。

舒心平血功中的「平步連環」，是講上步平安無事，連環長久康寧，象徵著人的一生逢凶化吉，遇難呈祥。

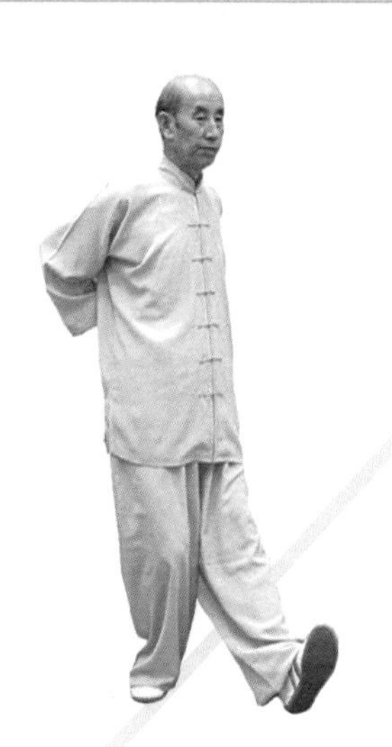

2. 隨著呼氣，鬆腹鬆肛；重心移至右腳，右腿半蹲，左腳向左前方45度上一步，腳跟先著地；眼平視左前方。

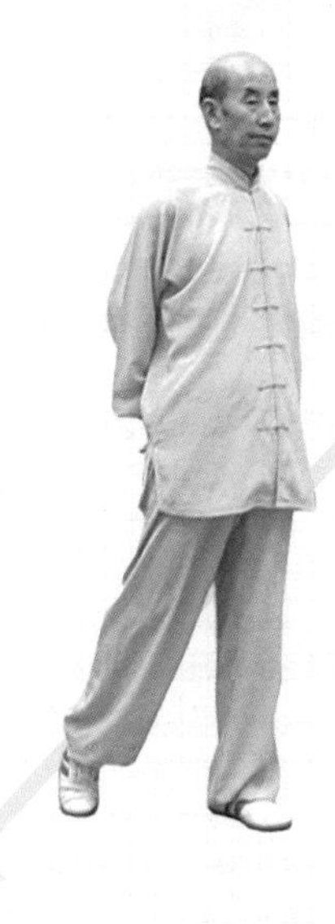

繼而，重心下沈前移，左腳踏實著地，右腳跟提起，兩腿伸直；同時，兩掌根用力向下摩運至白環俞；眼平視左前方。

小知識

院中植花木數十本，不求各種異卉，四時不絕更佳。……玩其生意，伺其開落，悅目賞心，無過於是。

——《老老恒言》

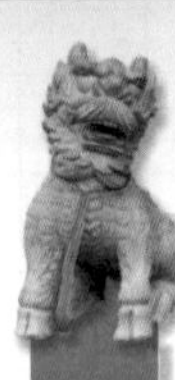

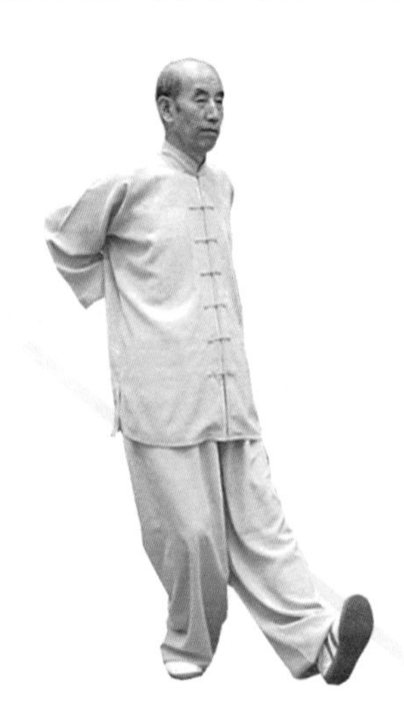

3. 隨著吸氣，提肛調襠；重心下沉後移，左腿伸直，左腳尖蹺起成左虛步；同時，兩掌由下沿脊柱兩側上提摩運至盡頭。

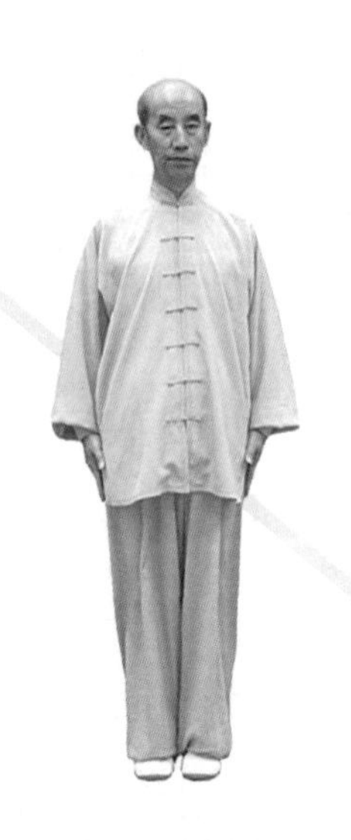

4、6同2；5、7同3。

8. 隨著呼氣，鬆腹鬆肛；身體轉正，左腳向右腳併攏，兩腿由屈逐漸伸直；同時兩掌向下摩運垂於體側，還原成併步站立勢；眼平視正前方。

第二個8拍：

同第一個8拍，唯身體右轉45度，向右前方上右腳做動作。

小知識

感冒的簡易點穴療法？

感冒多由人體感受風寒或風熱，致使肺氣不宜而引起的疾病，治宜宣肺解表。可取手太陰肺經、手陽明大腸經穴為主。如：風池、合谷、大椎，鼻不通加迎香；頭痛加太陽；高燒加曲池。

第三個8拍：

預備勢：兩腳併立，兩掌相疊於關元（屬任脈穴，前正中線，臍下3寸處），勞宮對勞宮，左掌在內；眼平視前方。

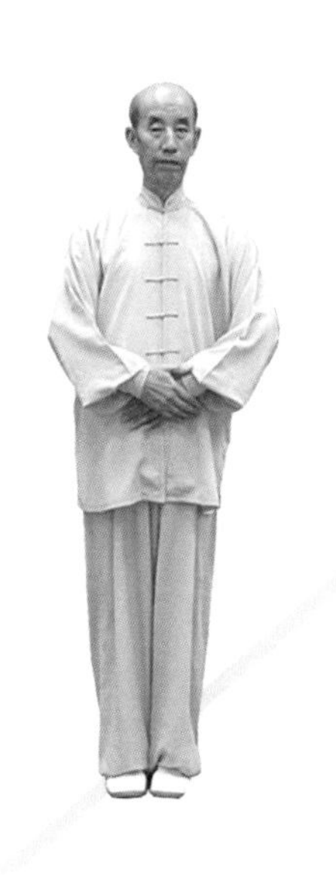

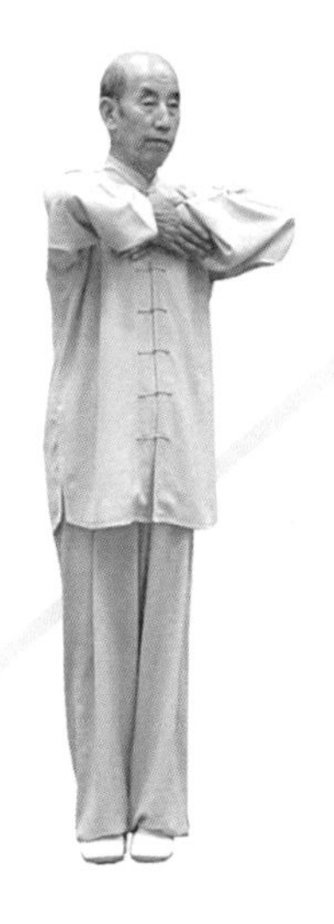

1.隨著吸氣，提肛調襠，身體左轉45度，兩掌相疊從關元經中脘（屬任脈穴，前正中線，臍上4寸處）、膻中（屬任脈穴，前正中線，當兩乳頭中間）摩運至天突（屬任脈穴，前正中線，胸骨上窩正中凹陷處）；眼平視左前方。

小知識

若有疾患，且先詳食醫之法，審其症狀，以食療之，食料未癒，然後命藥，貴不傷其臟腑也。

——《壽親養老新書》

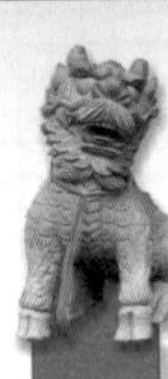

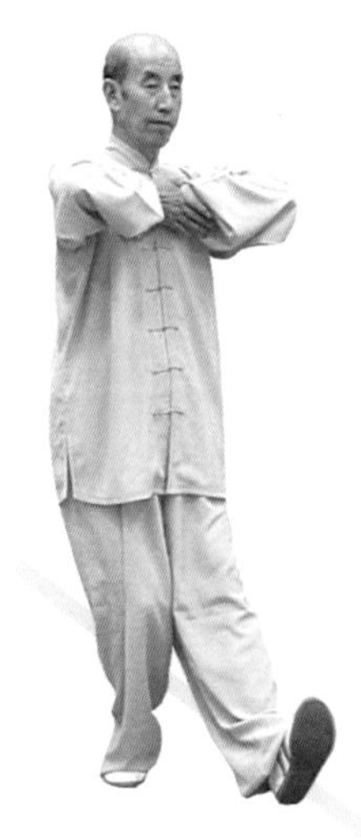

2.隨著呼氣，鬆腹鬆肛；右腿半蹲，左腳向左前方45度上一步，腳跟著地；眼平視左前方。

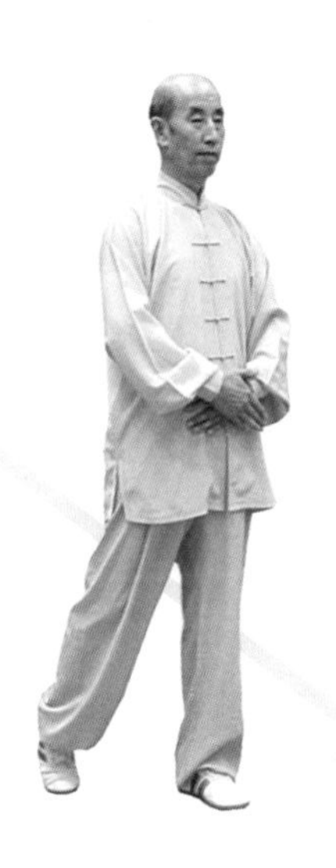

繼而，重心下沈前移，左腳踏實落地，右腳跟提起，兩腿伸直；同時，兩掌相疊從天突穴向下摩運至關元穴；眼平視左前方。

3.隨著吸氣，提肛調襠；重心慢慢下沈並移到右腳，右腳跟落地，右腿彎屈，左腿伸直，左腳尖翹起；同時，兩掌相疊從關元依次摩運至天突；眼平視左前方。

小知識

民之從事，常於幾成而敗之。慎終如始，則無敗事。說的是人們做事情，總是在快要成功的時候失敗，故當事情快要完成時，也要像開始那樣慎重，就不會把事情做壞了。 ——《道德經・六十四章》

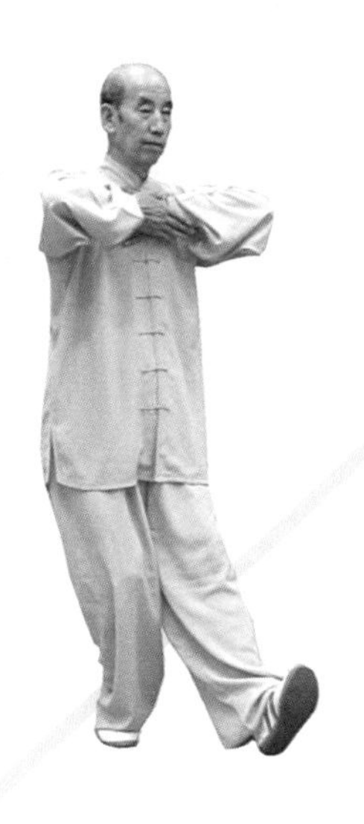

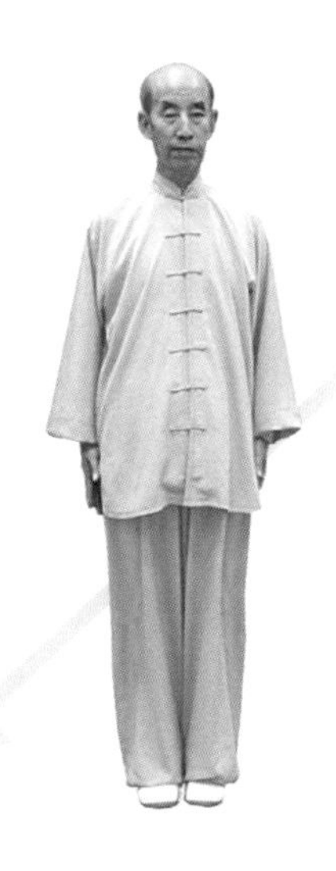

4、6同2；5、7同3。

8. 隨著呼氣，鬆腹鬆肛；身體轉正，左腳向右腳併攏成併步站立勢；同時，兩掌摩運至關元後垂於體側；眼平視前方。

第四個8拍：

同第三個8拍，唯身體半面右轉，兩掌相疊，右掌在內，向右前方45度上右腳做動作。

小知識	子曰：「人無遠慮，必有近憂。」孔子說，一個人沒有長遠的打算，就會有眼前的憂慮。 ——《論語・衛靈公第十五章》

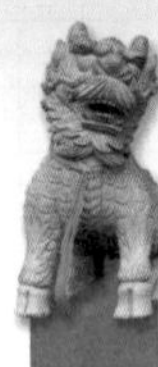

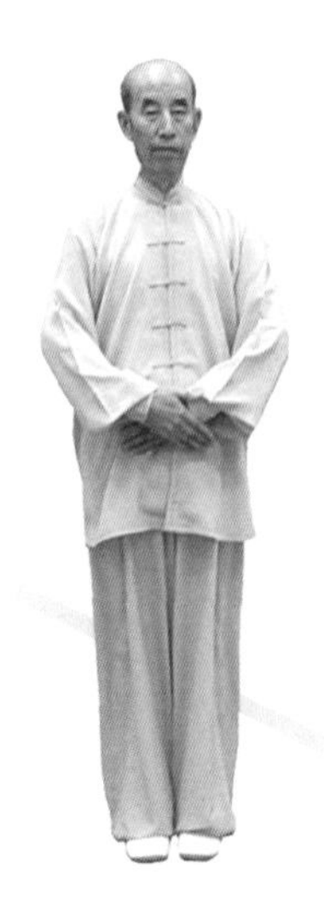

做完後，將兩掌疊於關元，稍停片刻。

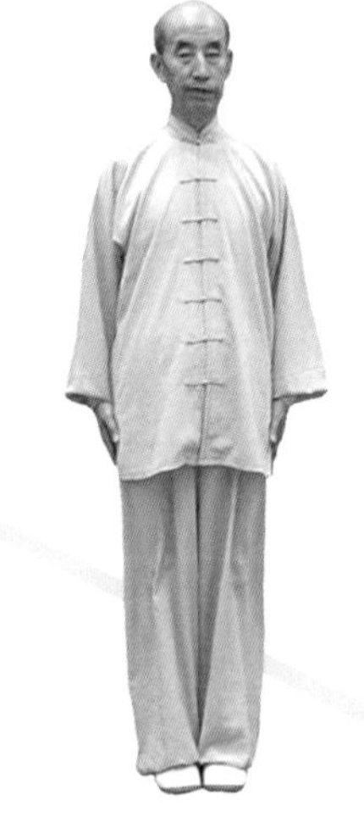

最後，將兩掌垂於體側成併步站立勢。

練功次數：共做四個8拍。

要點提示：

1. 思想集中，手掌要貼緊。按摩背部時，意守命門；按摩胸腹時，意守丹田（神闕或臍下1.5寸的氣海穴附近）。

2. 翹足尖和提腳跟要充分，每逢第1拍身體要直立，同時吸氣；第2拍開步時支撐腿下蹲。

3. 重心前後移動要走弧線，身體保持正直，不要前俯後仰，左傾右斜。

小知識

子曰：「不患人之不己知，患其不能也。」孔子說，不用擔心別人不瞭解自己，要擔心自己沒有才能。

——《論語・憲問第十四章》

四　連續套路示範

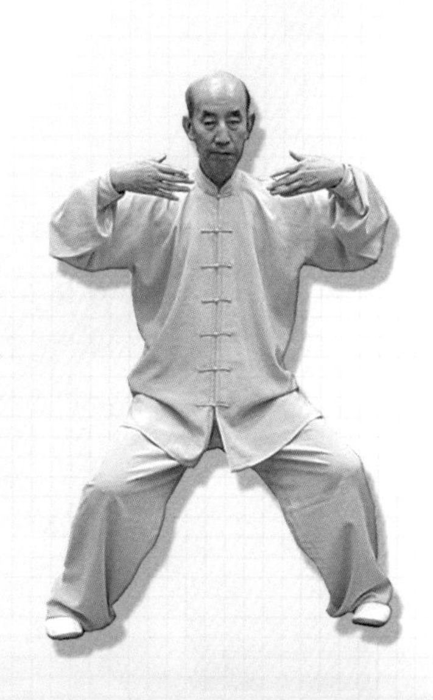

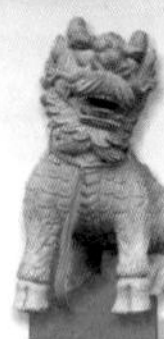

舒心平血功功法

功前準備：

併步站立，周身放鬆，氣定神斂，思想集中，怡然自得，準備練功。

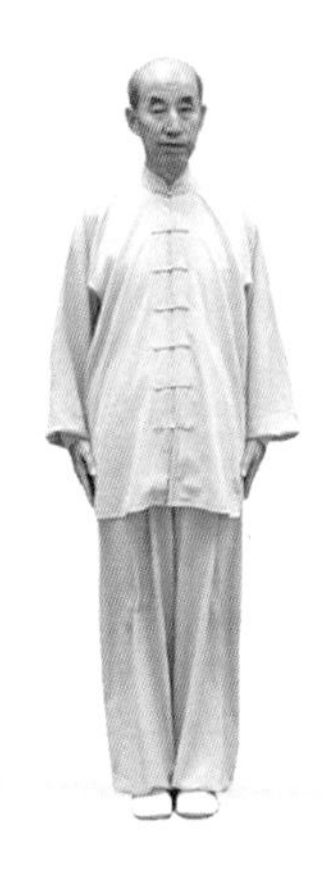
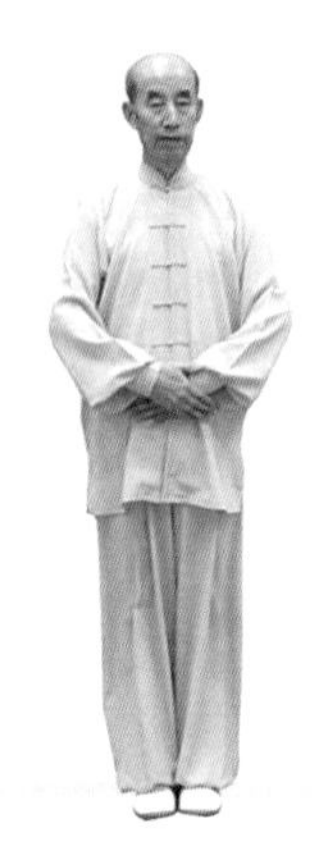
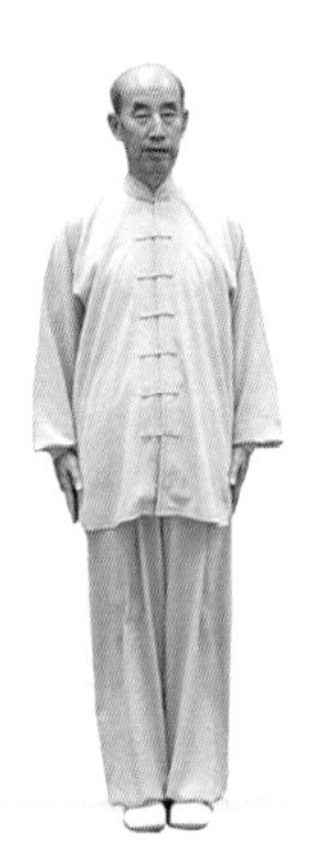

默念練功口訣：

夜闌人靜萬慮拋，意守丹田封七竅。
呼吸徐緩搭鵲橋，身輕如燕飄雲霄。

要點提示：

1. 兩手疊於丹田，男、女均左手在裏。
2. 默念完畢，將兩手垂於體側；眼平視前方。

第一式　聞雞起舞

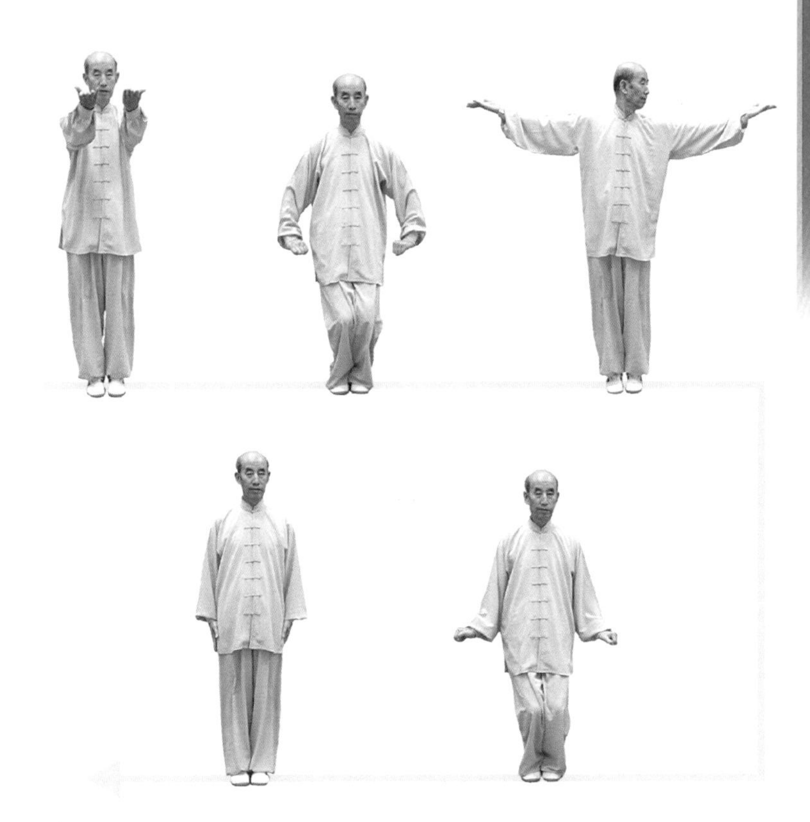

練功次數：

共做兩個８拍。第二個８拍的第８拍還原成併步站立勢，兩掌垂於體側；眼平視前方。

要點提示：

1. 起身時，百會上頂帶動整個身軀和腳跟拔起，舒胸沈肩，身體中正，腳跟儘量提起；下蹲時腳跟先落地，帶動雙膝慢慢彎曲，臀部下沈，起到通天貫地、天人合一的作用；鬆腰斂臀，兩膝相靠；下蹲程度因人而異，不要強求一致。

2. 兩手成拉物狀下拉時，其用力順序是：起於根（肩），順於中（肘），達於梢（手）。當拉到胯旁時緊握拳，中衝稍用力點摳勞宮穴，點摳後立即慢慢鬆開。

3. 精神集中，意守勞宮。

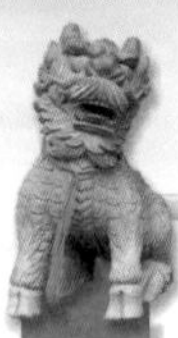

第二式　白猿獻果

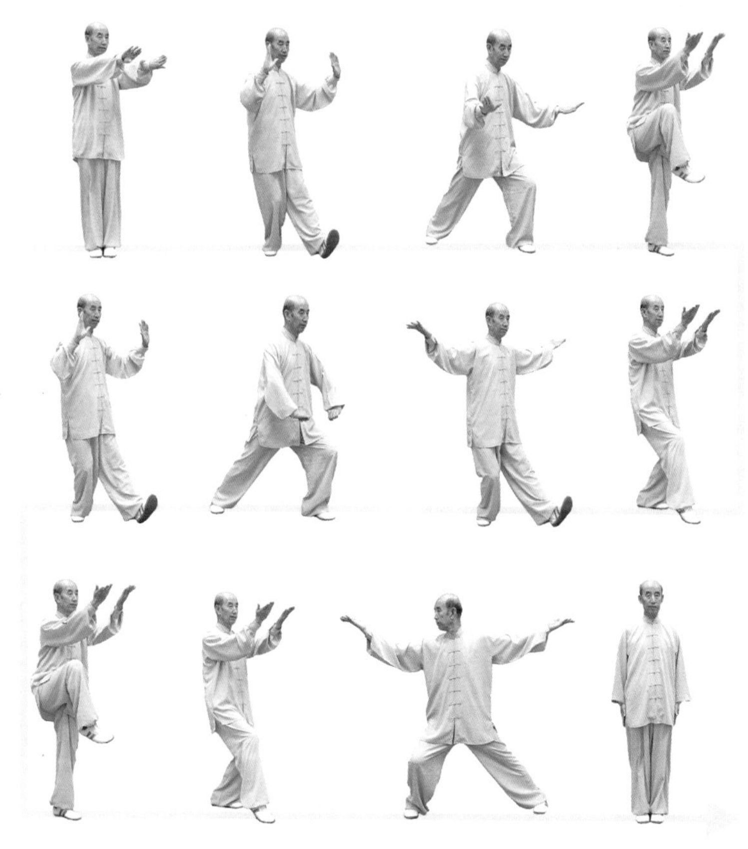

練功次數：共做兩個 8 拍。

要點提示：

1. 上步時自然繃腳面，落地時自然翹腳尖。

2. 成虛步時要鬆腰斂臀，上體中正；成「獨立獻果」勢時，支撐腳要五趾抓地，百會上頂。

3. 兩臂旋轉幅度宜大，沈肩垂肘，「獻果」時兩掌要有一個按、捧、托、獻的過程；成弓步時要沈髖、墜襠；上下肢要協調一致。

4. 中衝點摳勞宮時要稍用力，但時間宜短暫。

5. 意在勞宮。

第三式　金象捲鼻

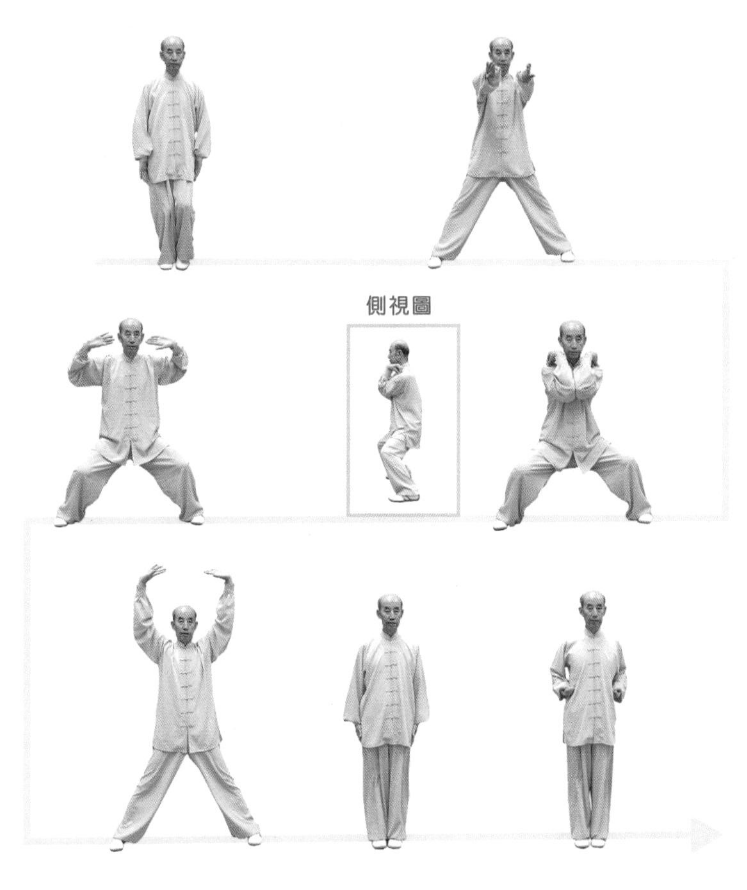

練功次數：

共做兩個８拍。第二個８拍的第８拍還原成併步站立勢後，兩手握拳收於腰側，中衝點摳勞宮，拳心向上。

要點提示：

1. 臂的旋轉幅度宜大；成馬步時大小腿之間夾角為120度，兩腳之間的距離相當於本人的三腳寬，腳尖向前，鬆腰斂臀，不要跪膝、展膝和靠膝。

2. 兩肘尖相靠時，肘尖要下垂，並要求邊抓肩邊靠肘。

3. 意在勞宮穴。

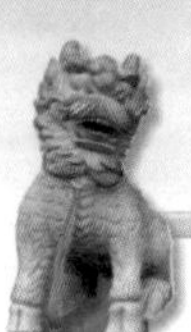

第四式　黃鶯疊膀

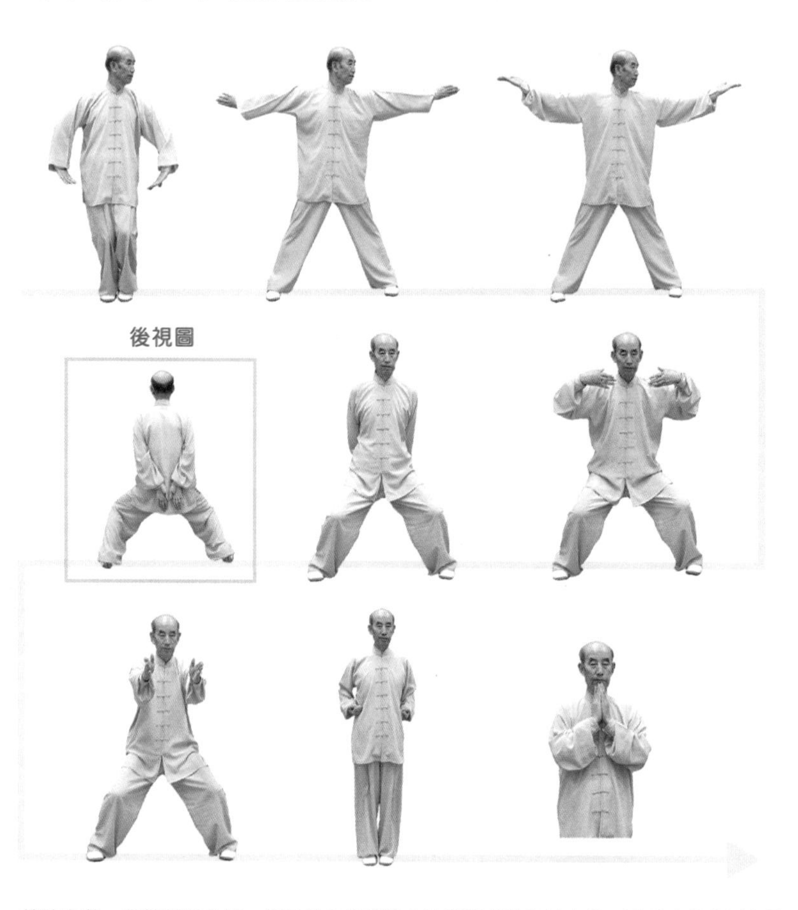

練功次數：共做兩個 8 拍。第二個 8 拍的第 8 拍還原成併步站立勢，兩手中指尖壓在承漿穴附近；眼平視前方或輕閉。

要點提示：

1. 兩臂旋轉幅度宜大，展臂時不要聳肩，兩掌抖動速度要均勻適度，切勿做成甩手。

2. 開步時先提腳跟，落腳時前腳掌先著地；肩、肘、腕要充分放鬆。

3. 意在勞宮穴。

第五式　上工揉耳

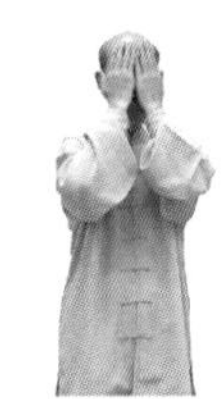
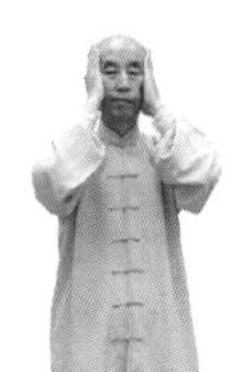
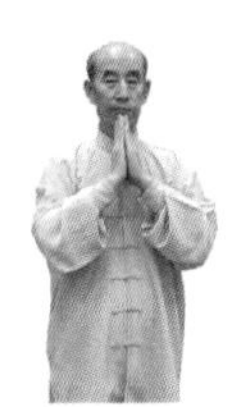
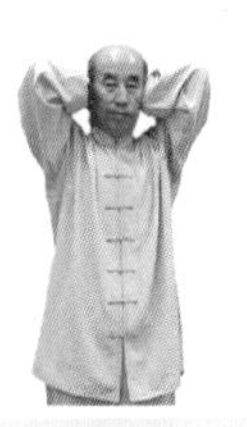

側視圖

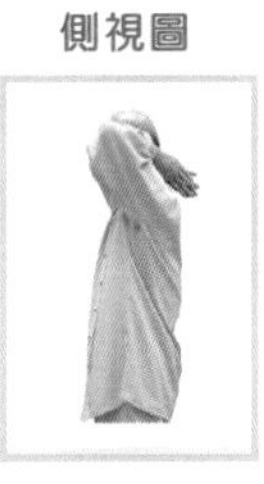
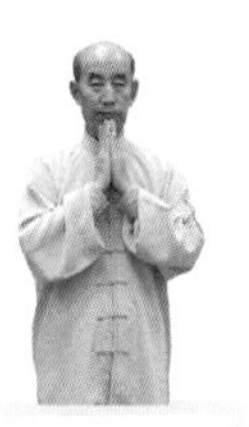

側視圖

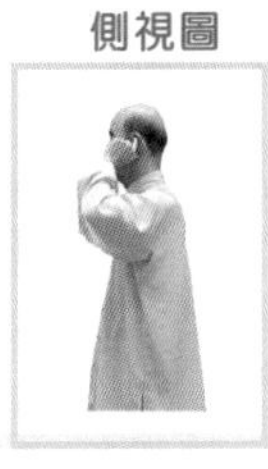
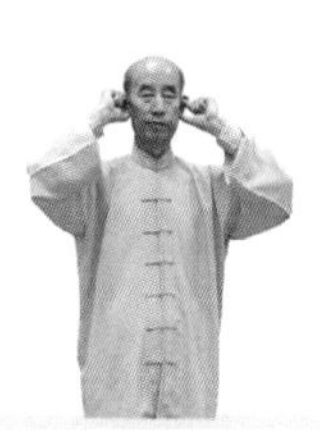

側視圖

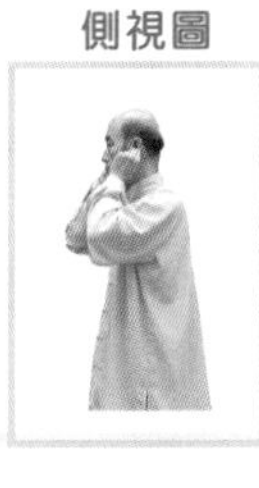
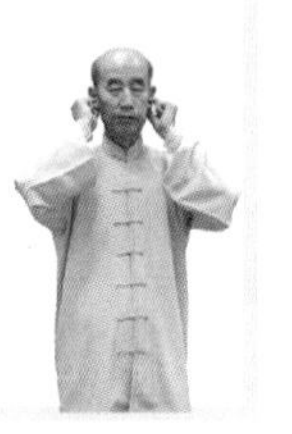

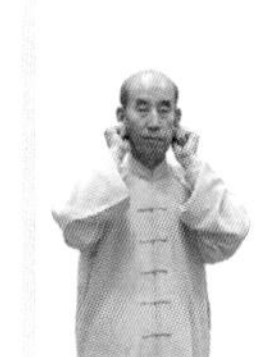
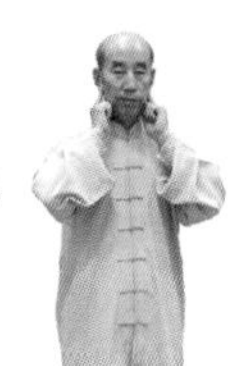
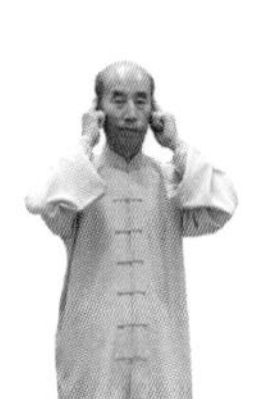
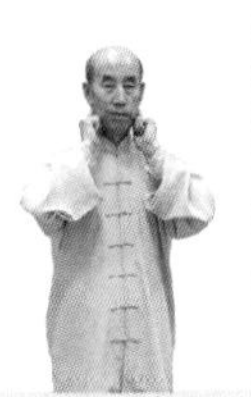

側視圖

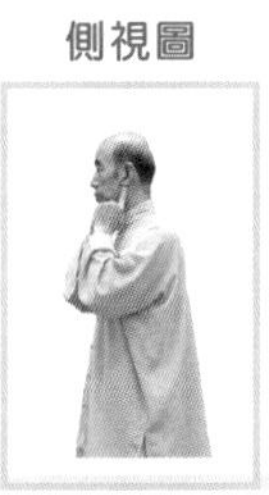
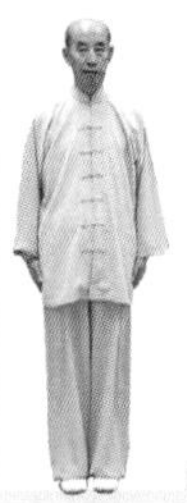

練功次數：共做四個８拍。當做完最後一個８拍的第８拍後，兩掌垂於體側；眼平視前方。

要點提示：

1.兩眼輕閉，精神集中，意在被揉的穴位上，尚可意守勞宮。

2.找準穴位，點揉的力量要適度。

3.呼吸自然，不要憋氣。

4.兩掌在頸部兩側摩運時力量宜輕，特別是低血壓、心率過緩者，更應注意此點。

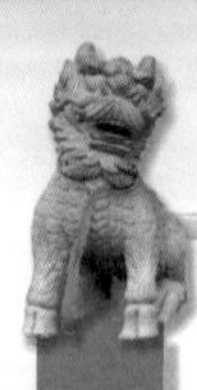

第六式　捶臂叩腿

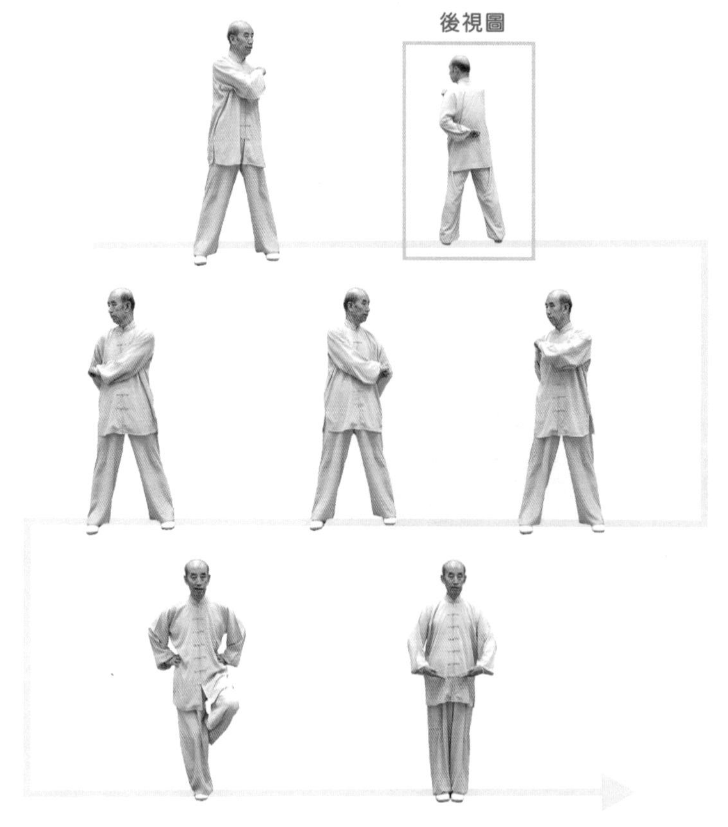

練功次數：共做四個8拍。當做最後一個8拍時，右腳叩擊左膝窩後，繼而與左腳併攏；同時，將兩手落於腹前，掌心朝上，掌指相對，兩掌之間的距離和兩掌與腹部的距離均為 10 釐米；眼平視前方。

要點提示：

1. 精神集中，兩拳交替捶臂時，意在命門；兩腳交替叩腿時，意在委中。
2. 擺臂時吸氣，捶叩時呼氣。捶命門穴時力量宜輕，捶臂時力量可稍大。
3. 捶臂時以腰為縱軸帶動兩臂，擺臂幅度宜稍大；叩腿時支撐腳五趾抓地，支撐腿宜稍屈，叩擊的穴位為委中、承筋（屬足太陽膀胱經穴，在腓腸肌中央，當合陽與承山連線的中點）、承山（屬足太陽膀胱經穴，在腓腸肌腹下方，當用力伸直足尖使足跟上提時出現「人」字形凹陷處）、跗陽附近等

第七式　枯樹盤根

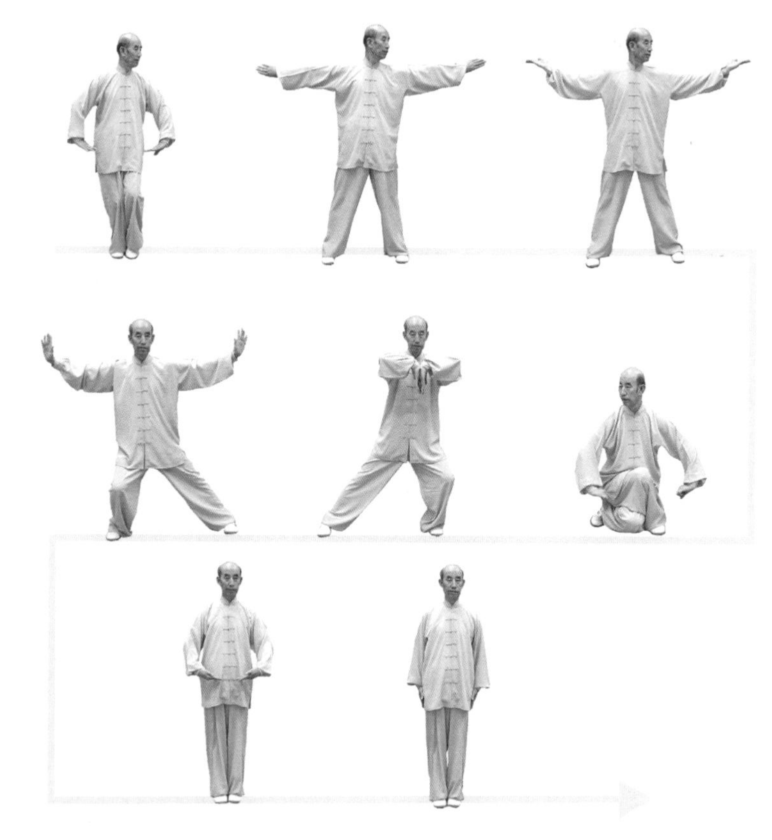

練功次數：共做兩個8拍。第2個8拍的第8拍，還原成併步站立勢，兩掌垂於體側；眼平視前方。

要點提示：

1. 成盤根步時，上體要正直，前腳尖外擺。

2. 疊腕、捲指、彈甲的動作要連貫圓活；分掌時，手不要上舉，中指端大約與頭頂齊平。

3. 上下肢要協調一致，形成一體。

4. 意在勞宮。

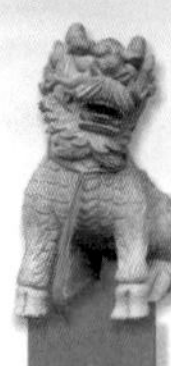

第八式　平步連環

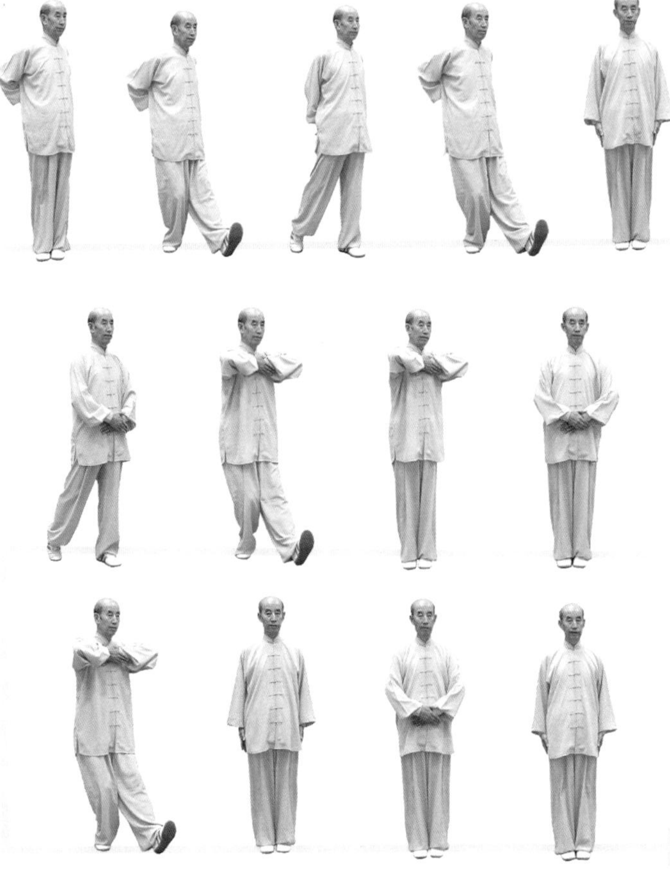

練功次數：共做四個8拍。

要點提示：

1. 思想集中，手掌要貼緊。按摩背部時，意守命門；按摩胸腹時，意守丹田（神闕或臍下1.5寸的氣海穴附近）。

2. 翹足尖和提腳跟要充分，每逢第1拍身體要直立，同時吸氣；第2拍開步時支撐腿下蹲。

3. 重心前後移動要走弧線，身體保持正直，不要前俯後仰，左傾右斜。

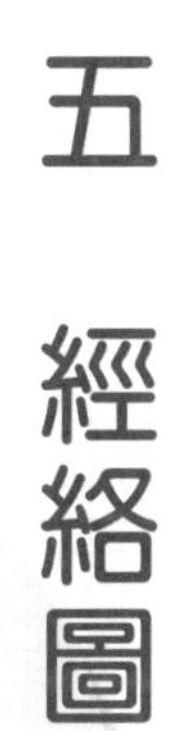

五 經絡圖

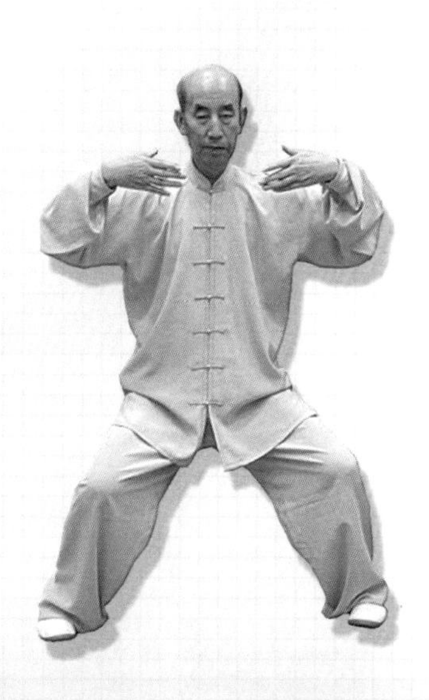

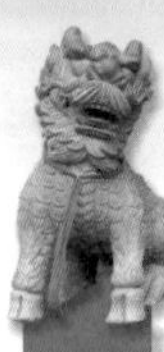

手太陰肺經

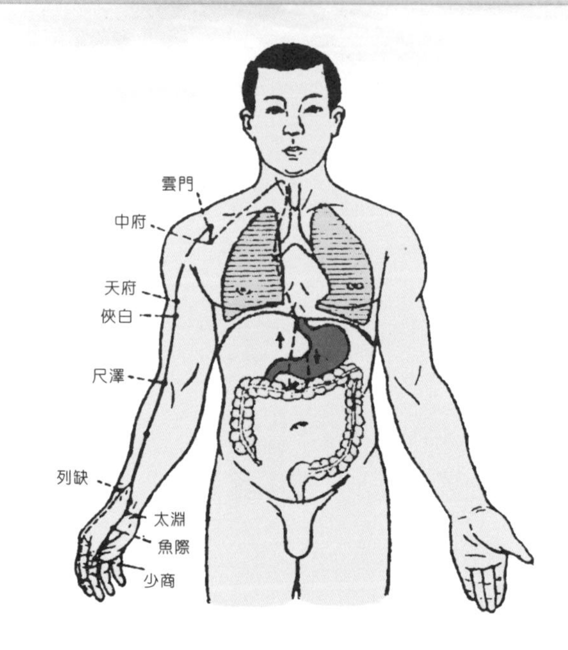

手陽明大腸經

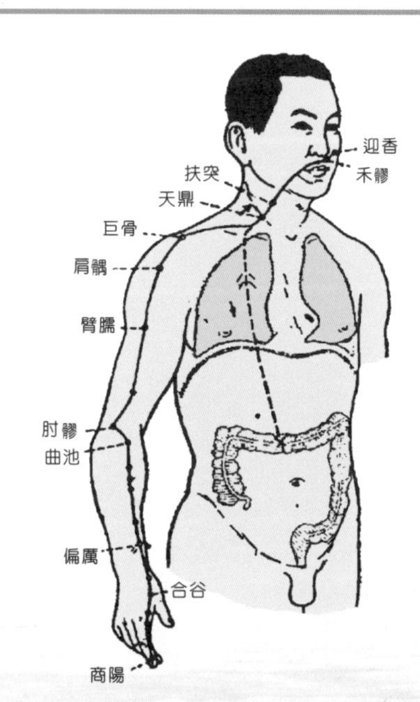

足陽明胃經

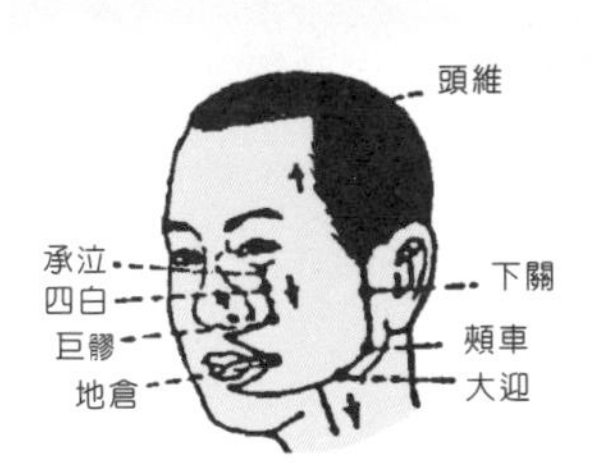
頭維
承泣
四白
巨髎
地倉
下關
頰車
大迎

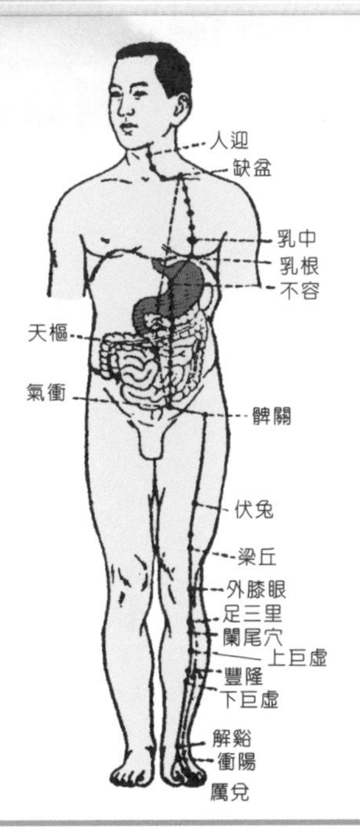
人迎
缺盆
乳中
乳根
不容
天樞
氣衝
髀關
伏兔
梁丘
外膝眼
足三里
闌尾穴
上巨虛
豐隆
下巨虛
解谿
衝陽
厲兌

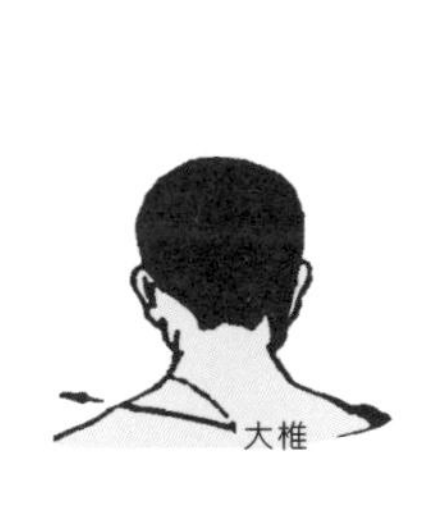
大椎

足太陰脾經

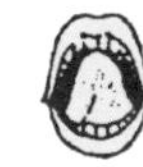

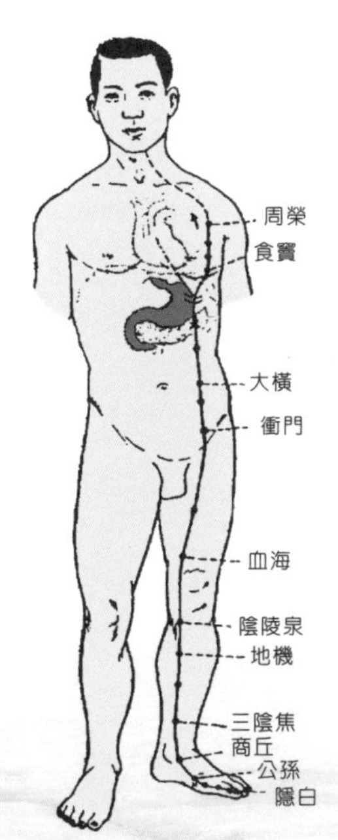
周榮
食竇
大橫
衝門
血海
陰陵泉
地機
三陰焦
商丘
公孫
隱白

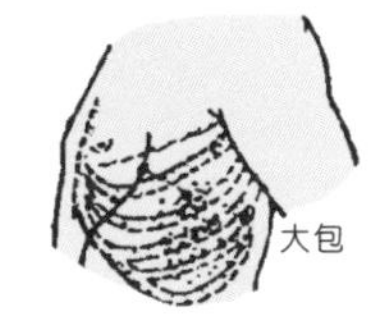
大包

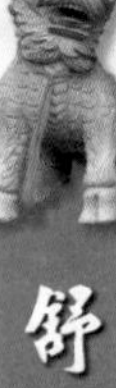

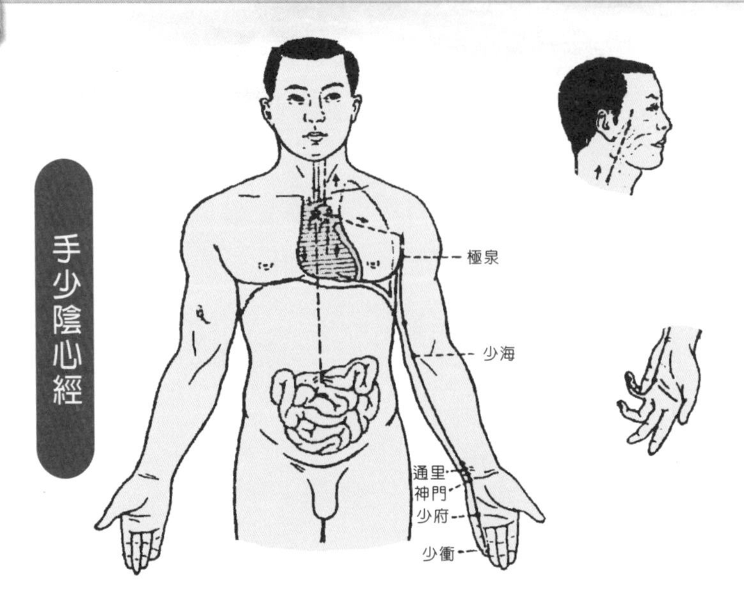
手少陰心經
極泉
少海
通里
神門
少府
少衝

手太陽小腸經

肩中俞
肩外俞
曲垣
天宗
臑俞
肩貞
小海
支正
養老
陽谷
後谿
少澤
聽宮
顴髎
天容
天窗

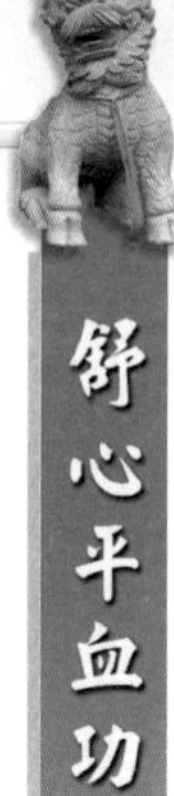

足太陰膀胱經

通天
天柱
大杼
附分
肺俞
心俞
肝俞
脾俞
腎俞
上髎
秩邊
會陽
承扶
委陽
委中
承山
飛揚
崑崙
申脈
至陰
僕參

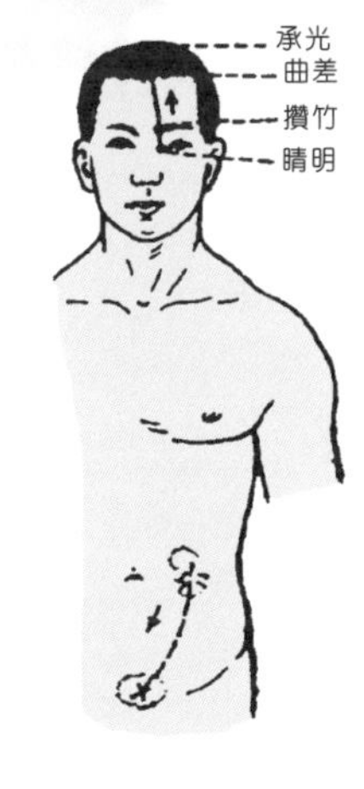

足少陰腎經

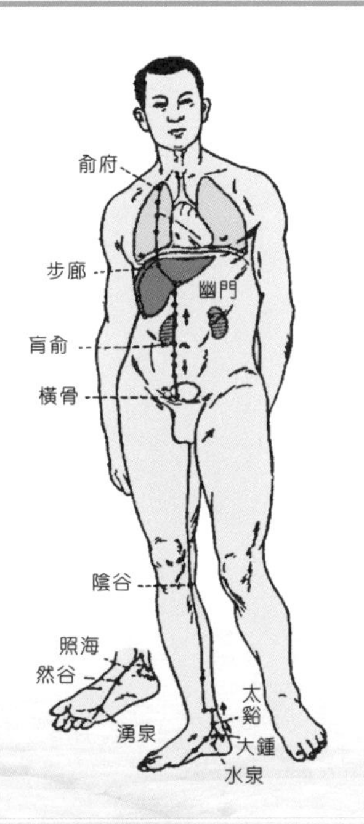

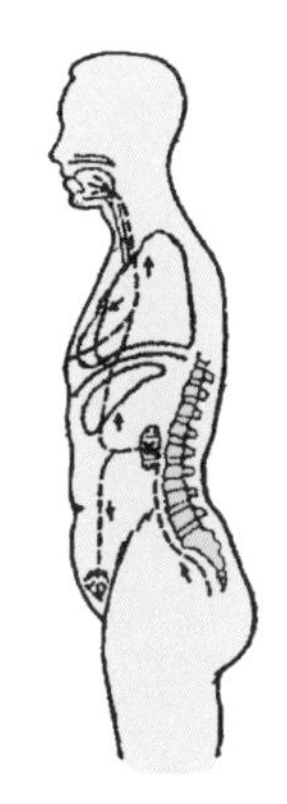

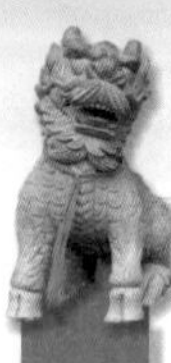

手厥陰心包經

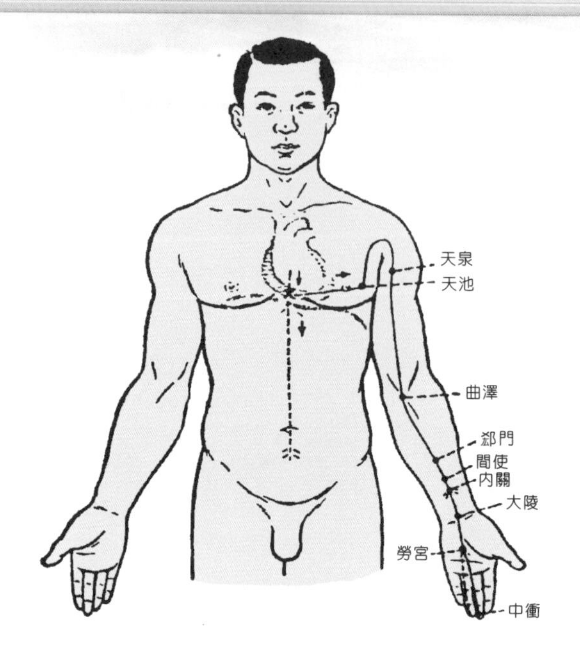

手少陰三焦經

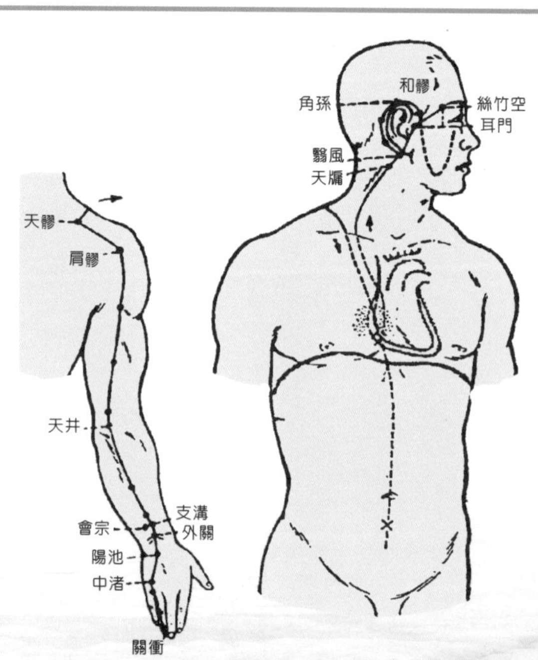

足少陽膽經

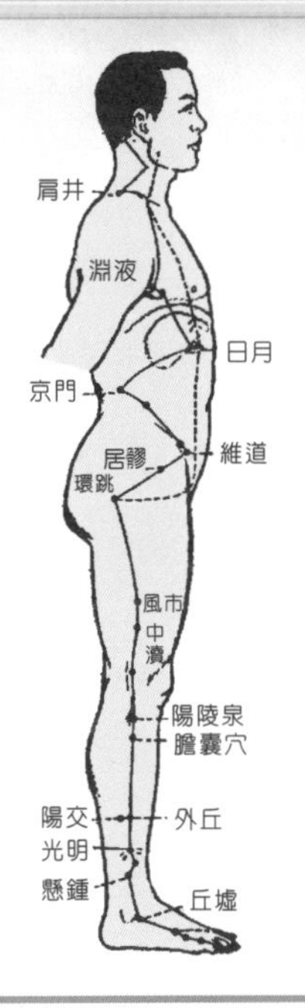
肩井
淵液
日月
京門
維道
居髎
環跳
風市
中瀆
陽陵泉
膽囊穴
陽交
外丘
光明
懸鍾
丘墟

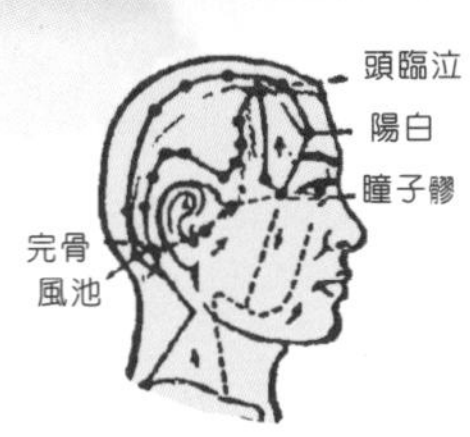
頭臨泣
陽白
瞳子髎
完骨
風池

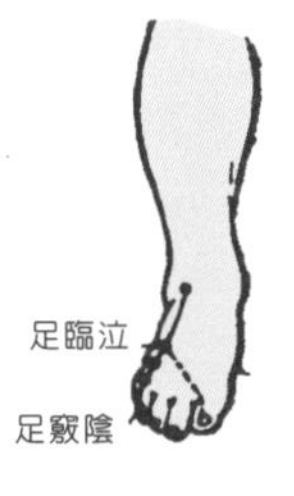
足臨泣
足竅陰

足厥陰肝經

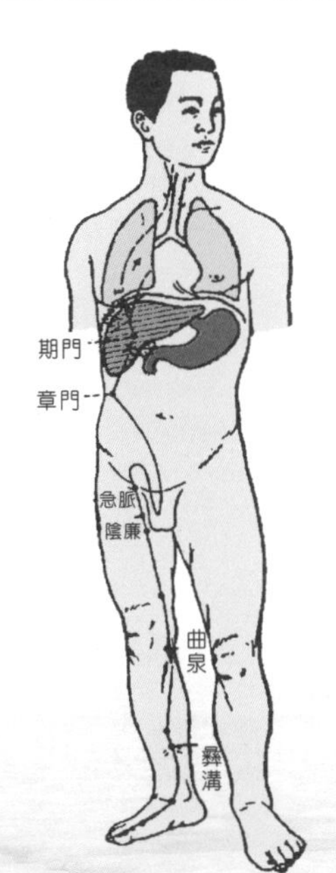
期門
章門
急脈
陰廉
曲泉
蠡溝

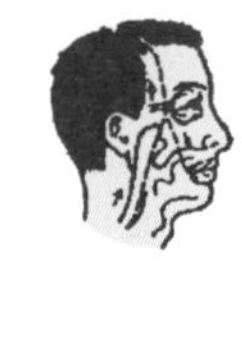

導引養生功 系列叢書

◎ 1. 疏筋壯骨功
◎ 2. 導引保健功
◎ 3. 頤身九段錦
◎ 4. 九九還童功
◎ 5. 舒心平血功
◎ 6. 益氣養肺功
◎ 7. 養生太極扇
◎ 8. 養生太極棒
◎ 9. 導引養生形體詩韻
◎ 10. 四十九式經絡動功

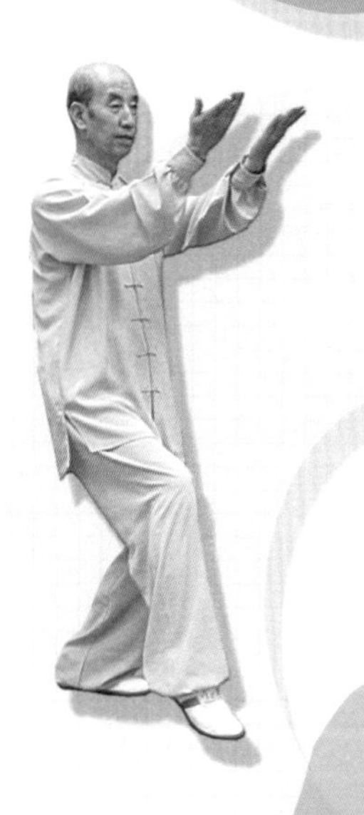

陸續出版敬請期待

張廣德養生著作

每冊定價 350 元

全系列為彩色圖解附教學光碟

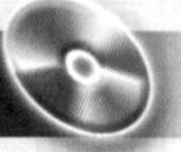

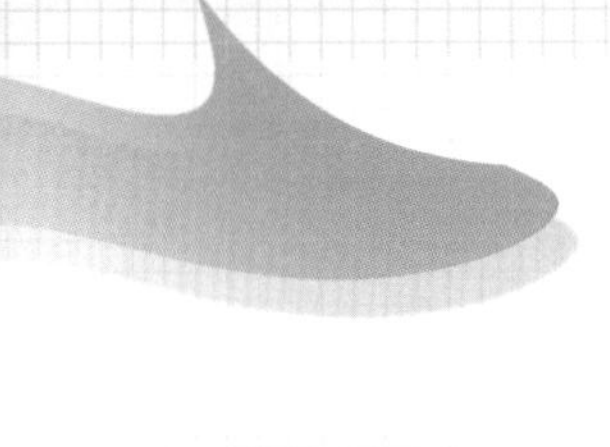

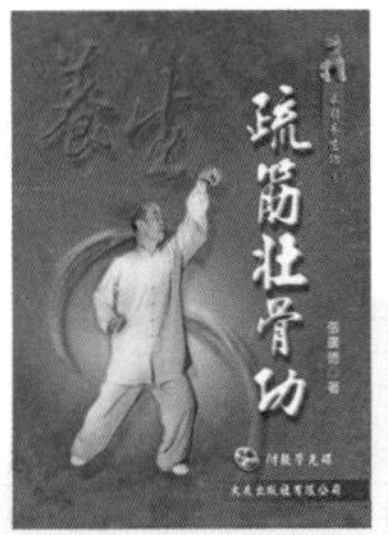

【疏筋壯骨功】是一套預防和治療頸、肩、腰、腿痛、筋力衰弱、不能屈伸、肌肉失養、逐漸消瘦、腰背酸楚、骨弱無力等運動系統疾病的經絡導引動功。其主要特點是：動作舒鬆、幅度宜大、鬆緊結合、緩慢用力、意隨形變、意綿形堅，著重轉體、尤重躬身、強調蹲起，更重膝旋等。經多年的臨床應用和社會實踐，療效顯著，深受中國內外和廣大患者的青睞。

該功法已作為中國《全民健身計劃實施綱要》推廣的功法之一。

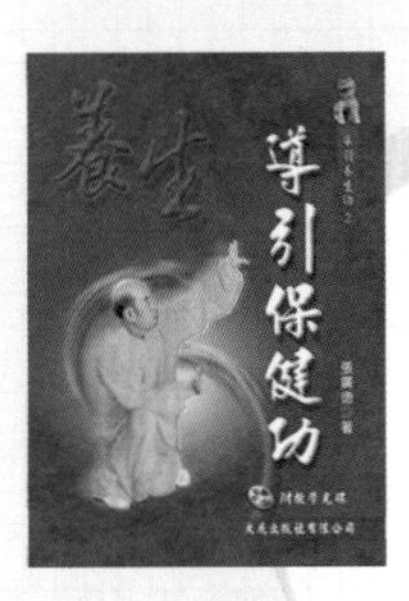

【導引保健功】是一套具有綜合防治意義的經絡導引動功。它是以中醫基礎理論的經絡學說、氣血理論、陰陽五行原理和某些常見病、多發病的病因、病理為依據創編而成的。其主要特點是：意形結合、重點在意、動息結合、著重於息，逢動必旋、逢作必繞，提肛鬆肛、貫與息合，緩慢柔和、圓活連貫等。

該功已推廣、普及到 60 多個國家和地區，強身健體和抵抗衰老的功效顯著，深受廣大群衆和國際友人的歡迎。

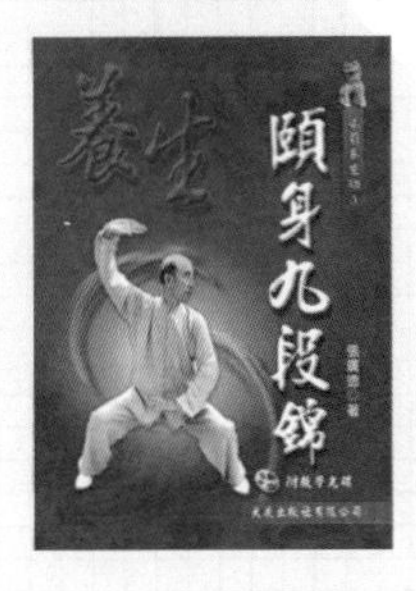

【頤身九段錦】是根據中醫學的經絡學說、氣血理論為指導，創編的養生大法。

其動作簡單扼要、通俗易懂、勢式連貫、協調流暢。在整個練習過程中，要求心息相依、雜念不生、肚腹鼓蕩、鬆實自然、找準穴位、通經活絡。

該「九段錦」既可以坐勢練習，又可取站勢操作。它一方面有助於益氣養肺，在一定程度上防治呼吸系統疾病；另一方面又有助於提高五臟六腑機能，增強機體免疫力、抵抗力。

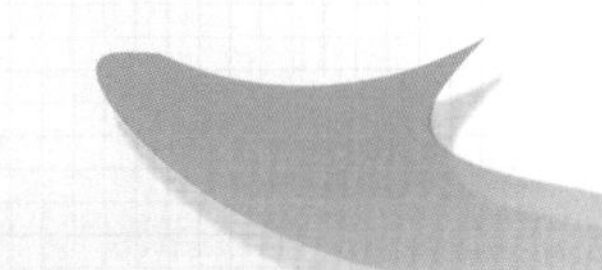

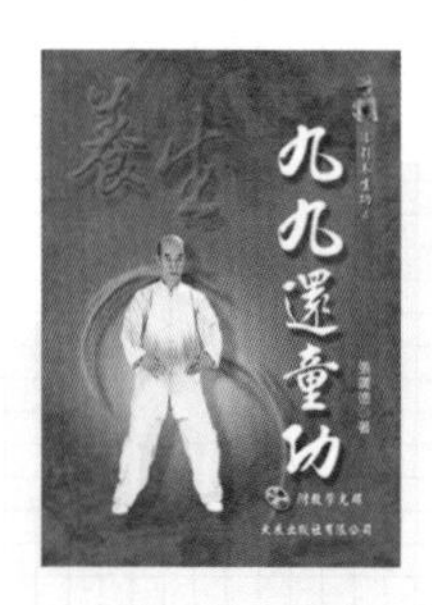

【九九還童功】是全身性運動，全套共有 39 個動作 。練習時在腕踝等十二經絡原穴部位「以指帶針」進行自我按摩，增強經絡氣血運行，加強經絡傳導感應，進行從頭到足的疏導；

強調「靜養」，引導練功者追求人與自然、人與社會和人體與身心的「三和諧」，以淨化大腦，達到調心、調息和調形的目的，是一套具有綜合防治效果和顯著抗衰老作用的經絡導引動功。

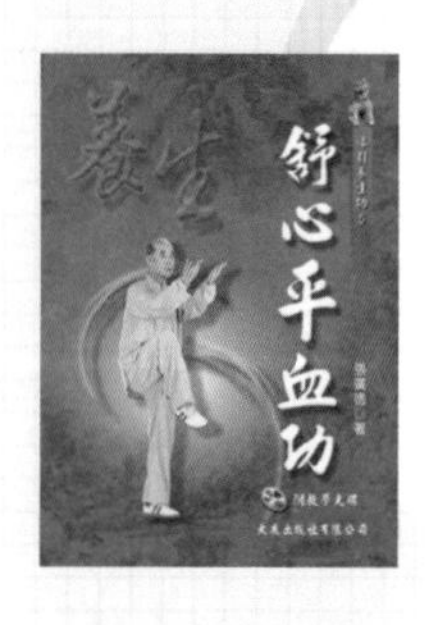

【舒心平血功】是以心血管系統疾病的病因、病理為依據，以中國醫學整體觀，辨症施治和臟腑經絡學說及現代醫學有關理論為指導創編而成的，是一套防治高血壓病、低血壓病、冠心病、心律過速、心律不整、動脈硬化等心血管系統疾病的經絡導引動功，具有有病治病無病強身的顯著效果。

其主要特點是：意形結合、重點在意、動息結合、著重於息、循經取動、強調臂旋、循經取穴、以指帶針、鬆緊結合、鬆觀、鬆貫使末、運動周身、緩寓其中等。

該功法已被選入中國全國普通高校、中醫藥院校及《全民健身計畫實施綱要》的教材中。

古今養生保健法　强身健體增加身體免疫力

養生保健 系列叢書

1 醫療養生氣功

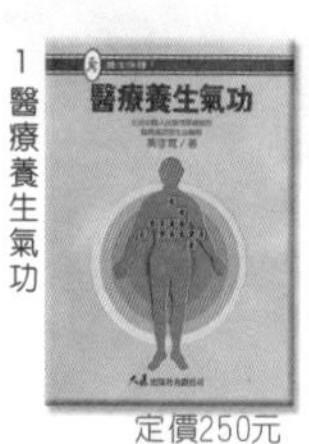

定價250元

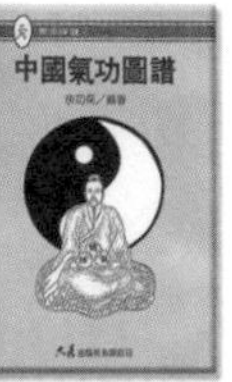

定價250元

3 少林醫療氣功精粹

定價250元

4 龍形實用氣功

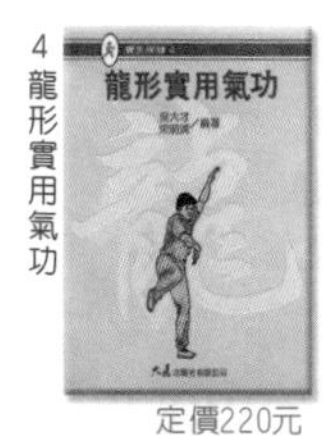

定價220元

5 魚戲增視強身氣功

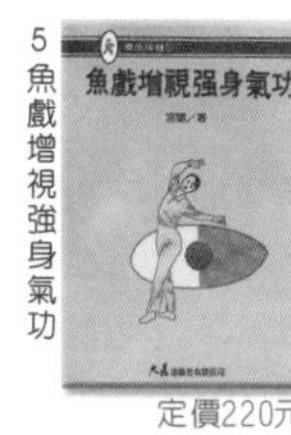

定價220元

7 道家玄牝氣功

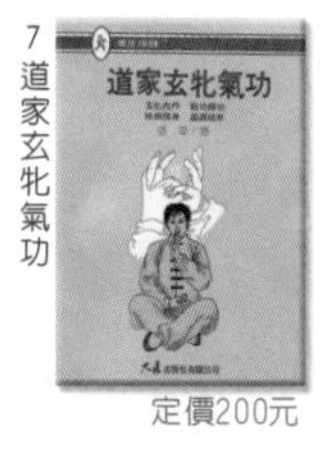

定價200元

8 仙家秘傳祛病功

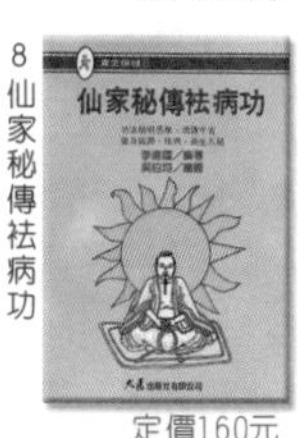

定價160元

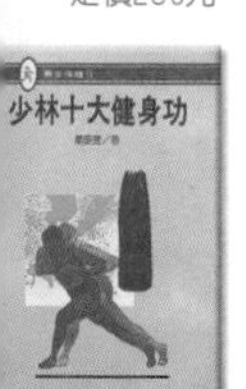

定價180元

10 中國自控氣功

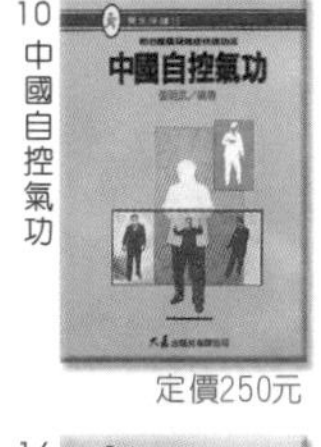

定價250元

11 醫療防癌氣功

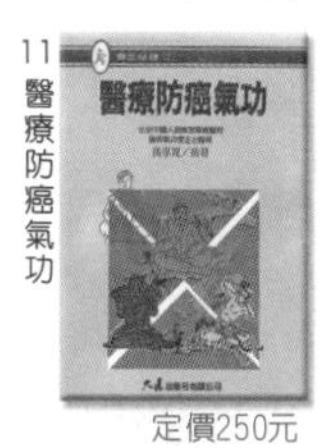

定價250元

12 醫療強身氣功

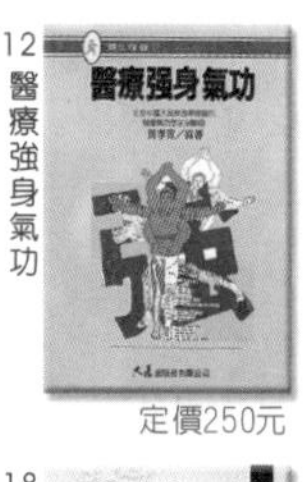

定價250元

13 醫療點穴氣功

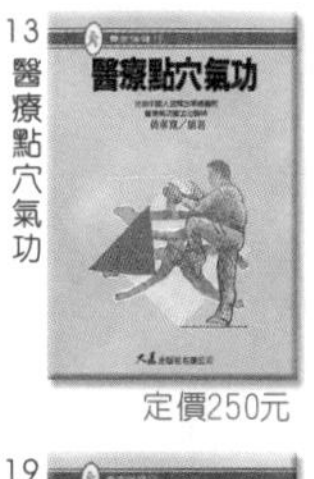

定價250元

14 中國八卦如意功

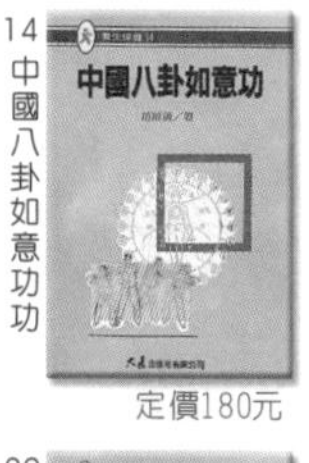

定價180元

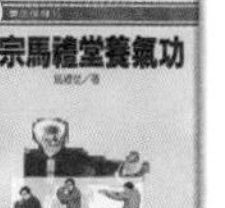

定價420元

16 秘傳道家筋經內丹功

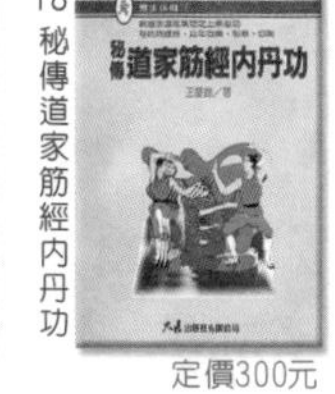

定價300元

17 三元開慧功

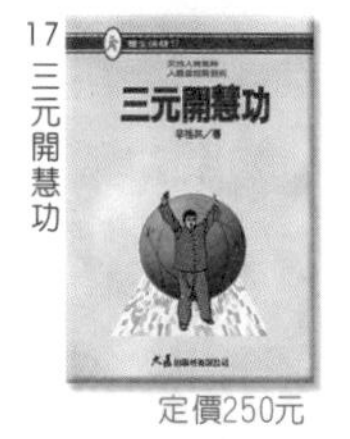

定價250元

18 防癌治癌新氣功

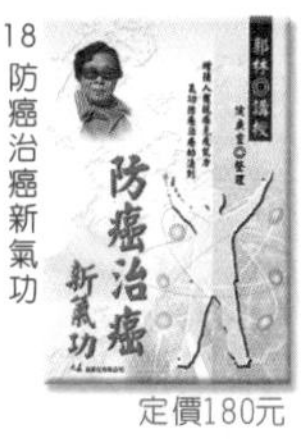

定價180元

19 禪定與佛家氣功修煉

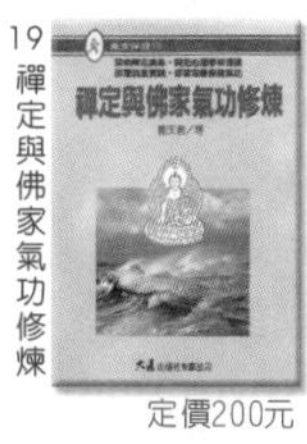

定價200元

20 顛倒之術

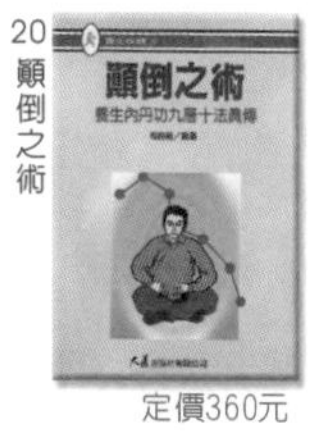

定價360元

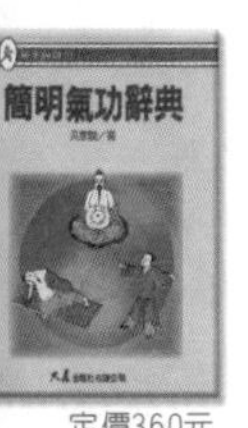

定價360元

22 八卦三合功

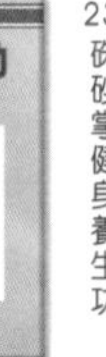

定價230元

23 硃砂掌健身養生功

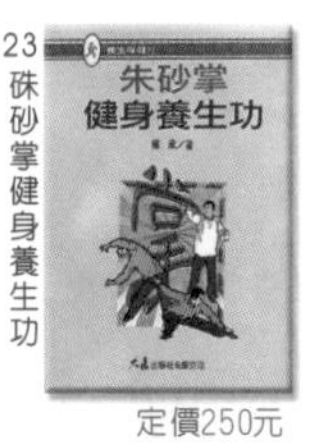

定價250元

24 抗老功

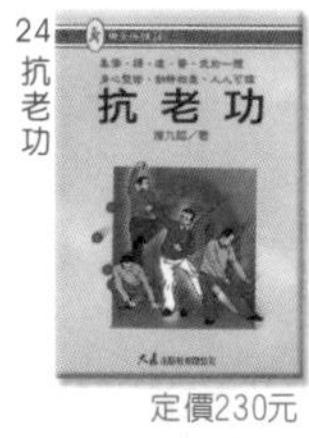

定價230元

25 意氣按穴排濁自療法

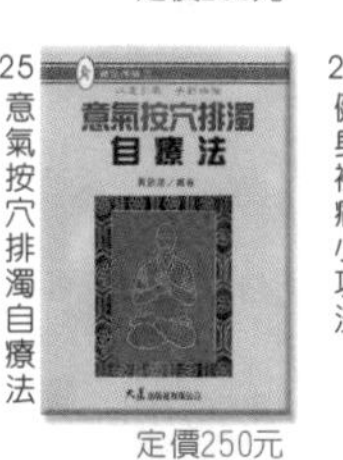

定價250元

27 健身祛病小功法

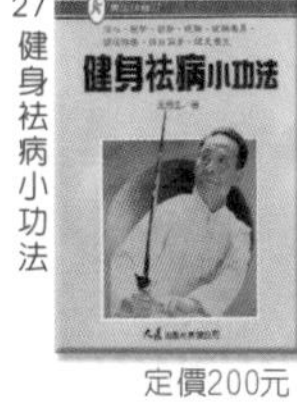

定價200元

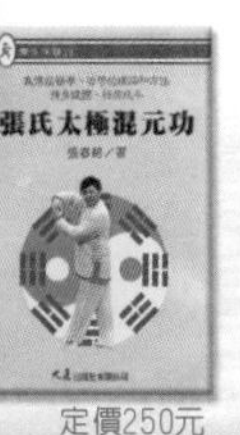

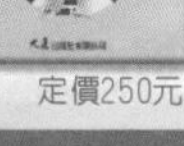

定價250元

29 中國旋密功

定價250元

30 中國少林禪密功

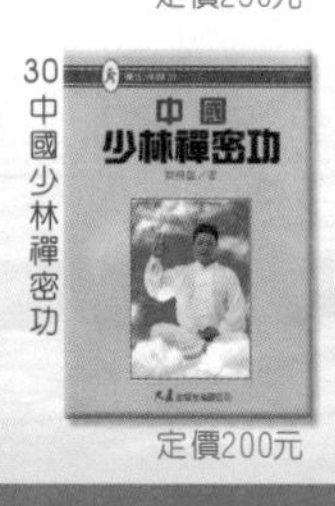

定價200元

31 郭林新氣功

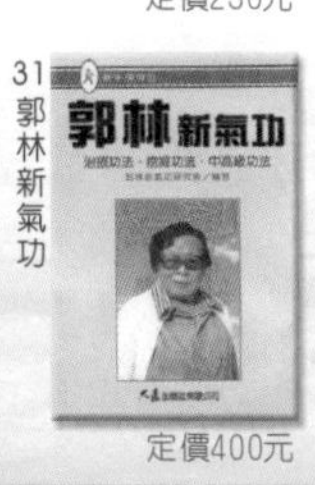

定價400元

32 八卦之源與健身養生

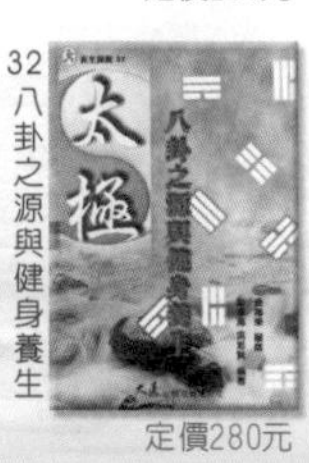

定價280元

33 現代原始氣功1

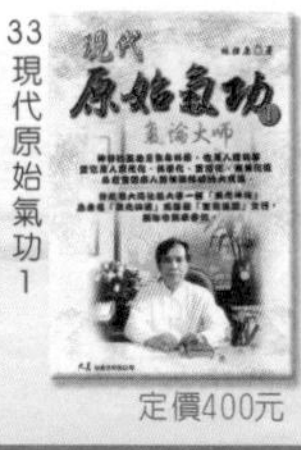

定價400元

傳統民俗療法 系列叢書

1 神奇刀療法

定價200元

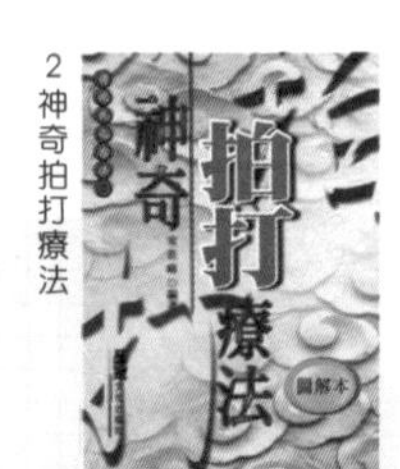

2 神奇拍打療法

定價200元

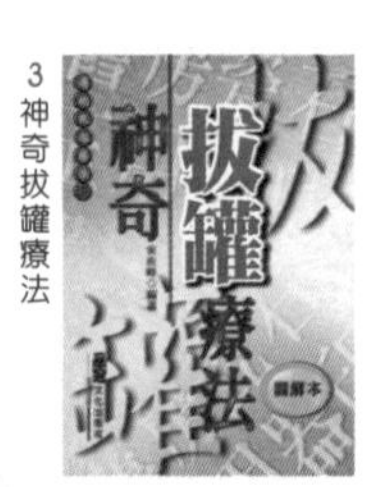

3 神奇拔罐療法

定價200元

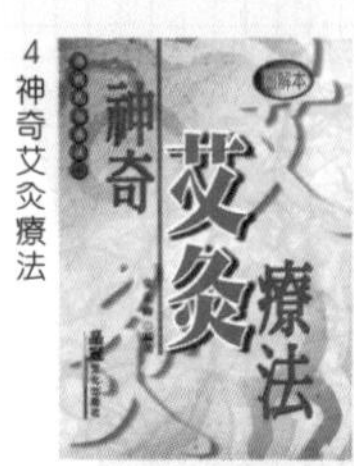

4 神奇艾灸療法

定價200元

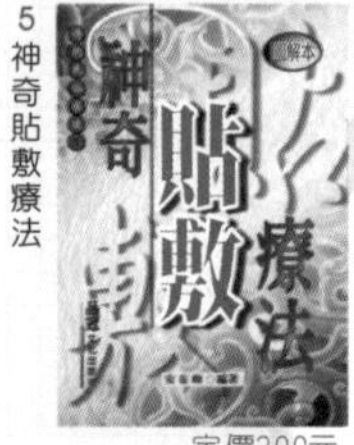

5 神奇貼敷療法

定價200元

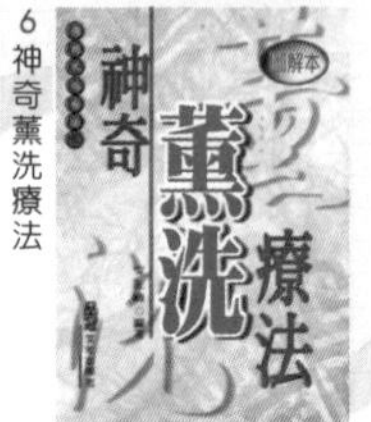

6 神奇薰洗療法

定價200元

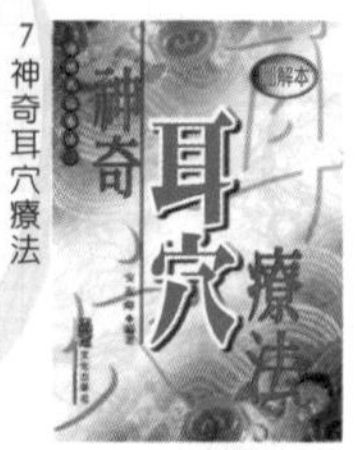

7 神奇耳穴療法

定價200元

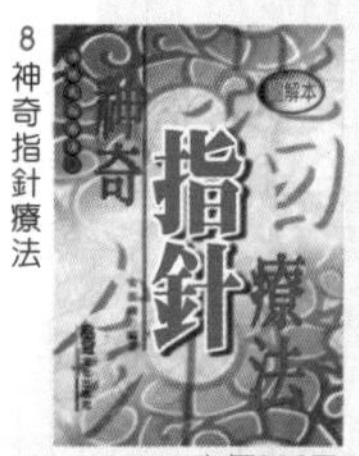

8 神奇指針療法

定價200元

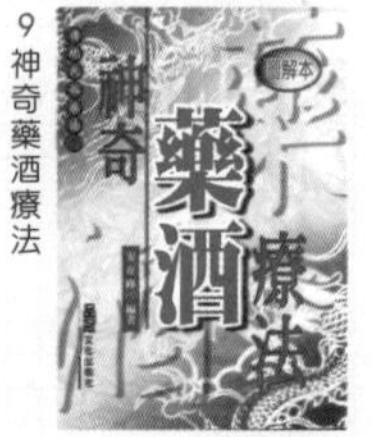

9 神奇藥酒療法

定價200元

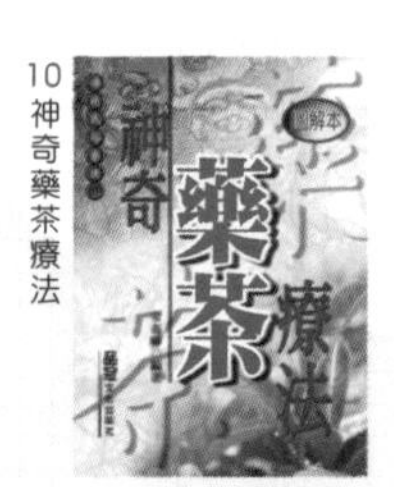

10 神奇藥茶療法

定價200元

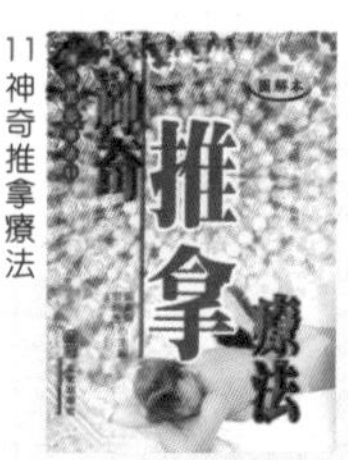

11 神奇推拿療法

定價200元

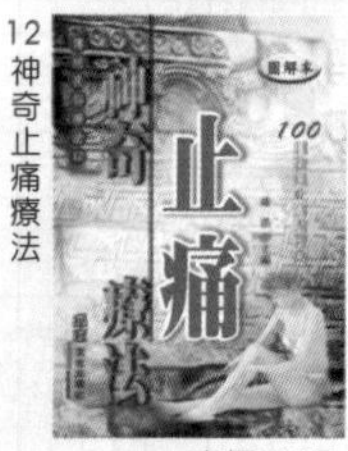

12 神奇止痛療法

定價200元

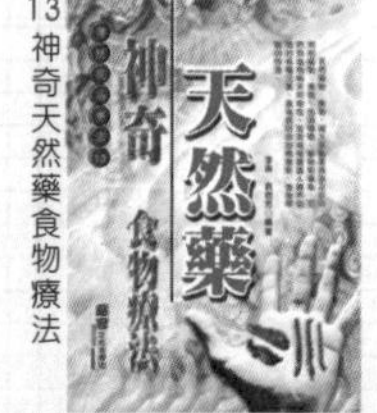

13 神奇天然藥食物療法

定價200元

品冠文化出版社

常見病藥膳調養叢書

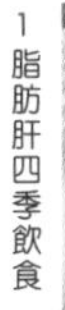

1 脂肪肝四季飲食

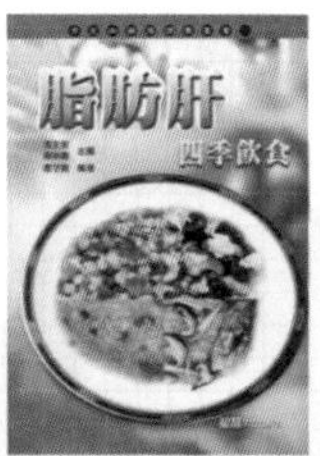

定價200元

2 高血壓四季飲食

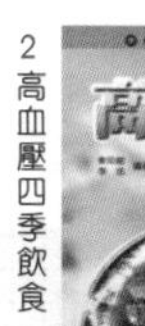

定價200元

3 慢性腎炎四季飲食

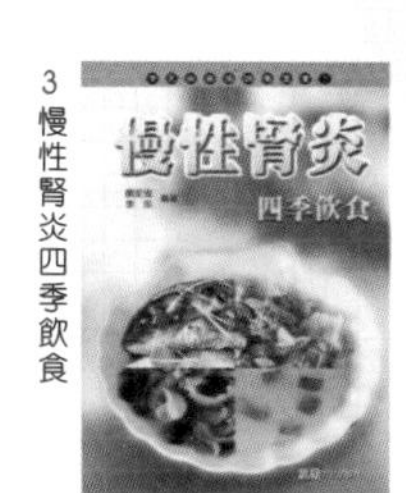

定價200元

4 高脂血症四季飲食

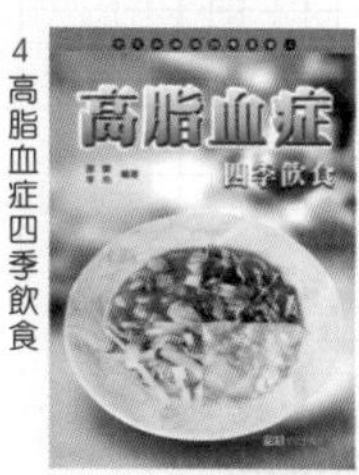

定價200元

5 慢性胃炎四季飲食

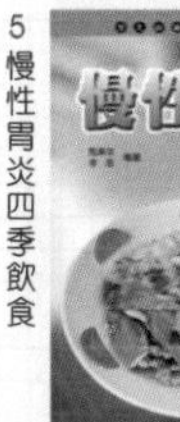

定價200元

6 糖尿病四季飲食

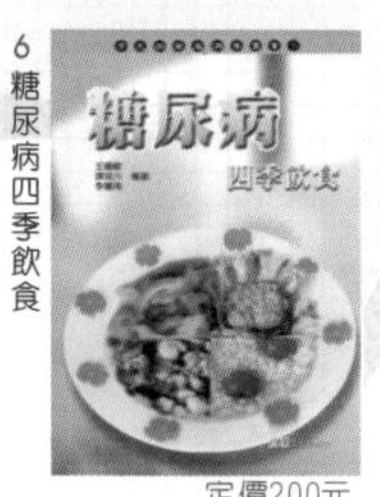

定價200元

7 癌症四季飲食

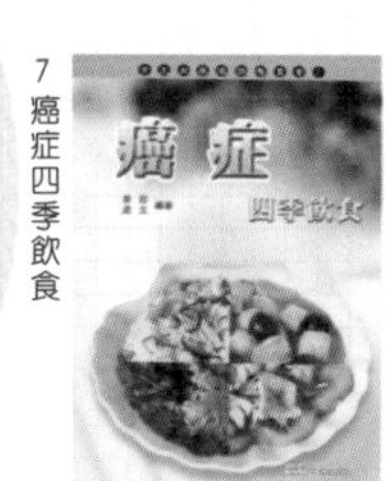

定價200元

8 痛風四季飲食

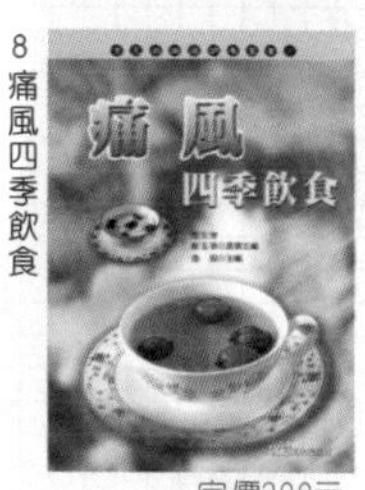

定價200元

9 肝炎四季飲食

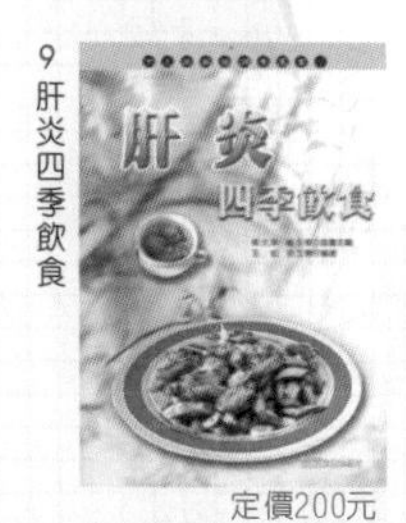

定價200元

10 肥胖症四季飲食

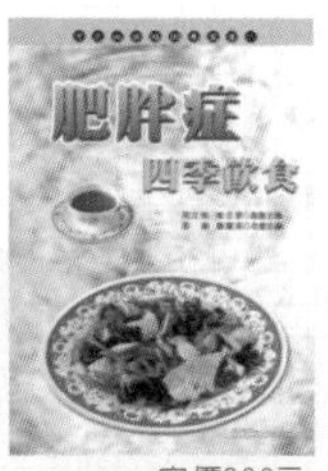

定價200元

11 膽囊炎、膽石症四季飲食

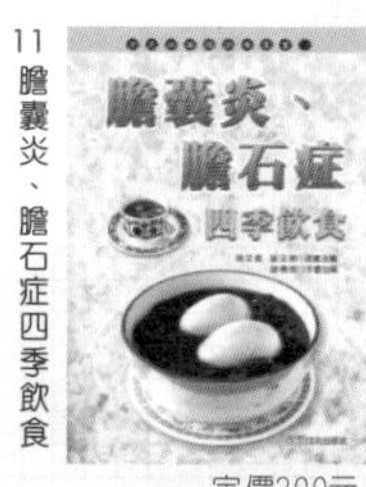

定價200元

品冠文化出版社

歡迎至本公司購買書籍

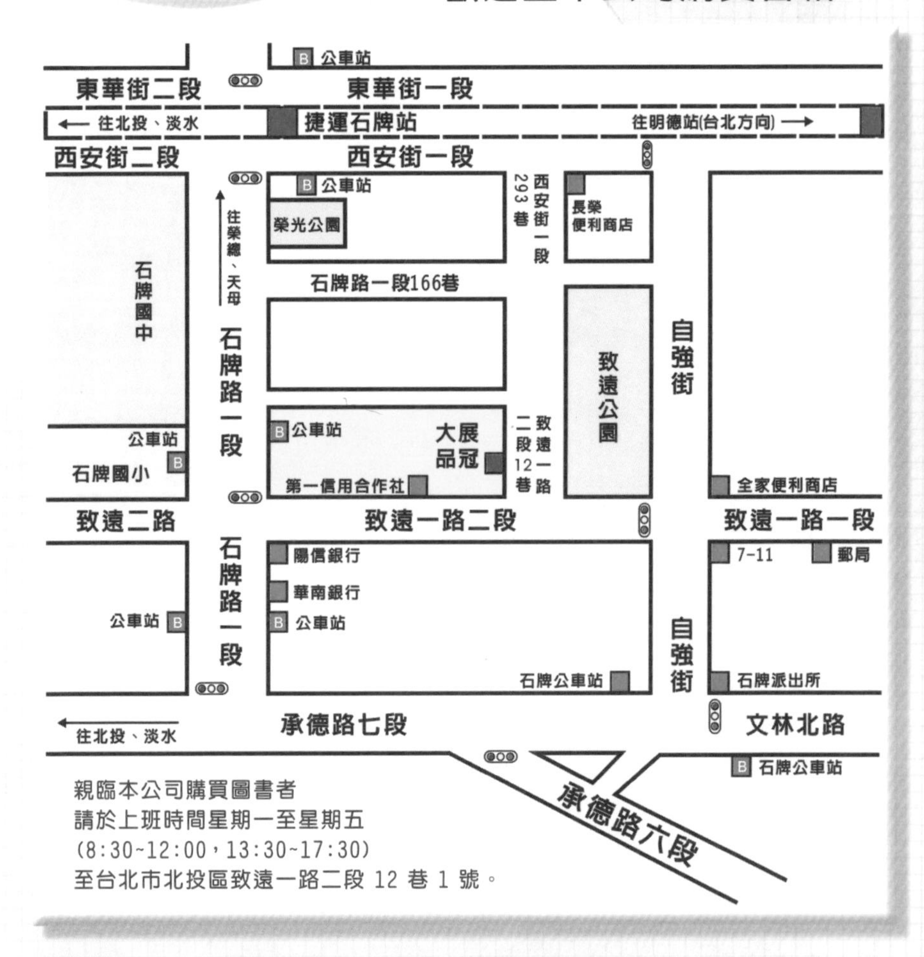

建議路線

1.搭乘捷運

淡水線石牌站下車，由出口出來後，左轉(石牌捷運站僅一個出口)，沿著捷運高架往台北方向走(往明德站方向)，其街名為西安街，至西安街一段293巷進來(巷口有一公車站牌，站名為自強街口)，本公司位於致遠公園對面。

2.自行開車或騎車

由承德路接石牌路，看到陽信銀行右轉，此條即為致遠一路二段，在遇到自強街(紅綠燈)前的巷子左轉，即可看到本公司招牌。

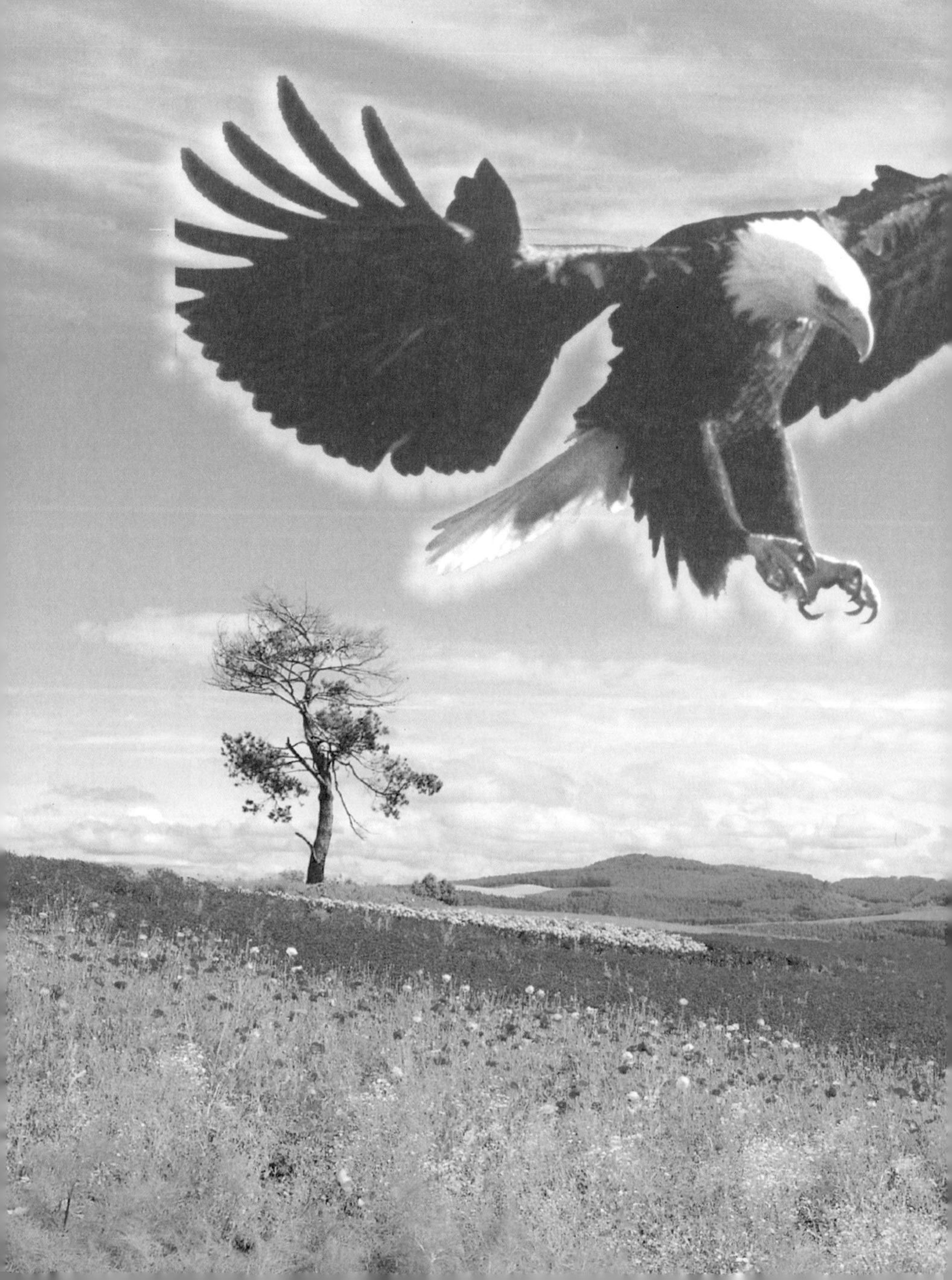